KRANKENHAUSPROBLEME DER GEGENWART

KRANKENHAUSPROBLEME DER GEGENWART

Erfahrungen aus der Klinik

der Deutschen Akademie der Wissenschaften zu Berlin

Berlin-Buch

von

HERMANN VOIGT

Mit 20 Abbildungen und 7 Tabellen

AKADEMIE-VERLAG · BERLIN

1959

Erschienen im Akademie-Verlag GmbH, Berlin W 1, Leipziger Straße 3—4

Lizenz-Nr. 202 · 100/688/59
Satz, Druck und Bindung: Druckhaus „Maxim Gorki", Altenburg
Bestellnummer: 5369
Printed in Germany
ES 17 A

Inhaltsverzeichnis

Vorwort

In der vorliegenden Schrift greift der Verfasser einige ihn besonders interessierende Fragen aus der Organisation, Verwaltung und Ökonomie des Krankenhauses heraus.

Es dürfte sicherlich allgemein sehr begrüßt werden, daß der Verfasser mit dieser kleinen Schrift eine Diskussion einleitet, die zur Klärung der Problematik des modernen Krankenhauses beitragen soll. Sie regt außerdem eine Qualifizierung der Krankenhausverwaltungsleiter an, die nicht nur begrüßenswert, sondern mancherorts auch dringend erwünscht sein dürfte.

Wenn die Ausführungen dazu beitragen, eine Diskussion über diese Dinge bei uns in Gang zu bringen, ist der Zweck erfüllt, und ich wünsche dem Verfasser weiteren Erfolg auf diesem Wege.

Prof. Dr. H. Gummel

Krankenhaus und Volkswirtschaft

Um die Jahrhundertwende beschränkte sich die Bettenzahl in den Krankenhäusern auf 3 Betten je 1000 Einwohner; die meisten Krankenhäuser waren in privater oder karitativer Hand und belasteten somit nicht das Steueraufkommen.

Das Krankenhauswesen ist heute ein wichtiger Wirtschaftszweig des Staates. Wir zählen in Deutschland ungefähr 775000 Krankenhausbetten, davon etwa 207000 in der DDR und dem Demokratischen Sektor von Groß-Berlin, die überwiegend in öffentlicher Verwaltung stehen und einen nicht geringen Teil des Steueraufkommens für ihre Unterhaltung fordern. Die ständigen Ausgaben zur Unterhaltung der Krankenhäuser betragen in der DDR und im Demokratischen Sektor von Groß-Berlin jährlich etwa 1,25 Milliarden DM [20]. Die Ausgaben für die Gesundheits- und Sozialfürsorge betrugen 1957 in der DDR ca. 9,5 Milliarden DM, der gesamte Staatshaushalt der DDR ca. 36,4 Milliarden DM. Um die aufgewendeten Mittel besser zu nutzen, ist die technische und organisatorische Weiterentwicklung der Krankenhäuser eine vordringliche Aufgabe.

Nicht nur eine Erhöhung der Bettenzahl, sondern vor allem die Entwicklung der Diagnostik und Therapie, d. h. die Einschaltung der Technik mit ihren vielfältigen Apparaten, hat eine grundsätzliche, strukturelle Änderung der Organisation des heutigen Krankenhauses gegenüber dem Spital der vergangenen Jahrhunderte mit sich gebracht. Mit dem Aufwand an Personal sind die Personalausgaben gestiegen (vor dem ersten Weltkrieg 30 bis 40% [30], 1955 in Schweden 70,4% [38], 1956 in USA 66% [5], in der DDR 60 bis 70%). Das gleiche gilt für die Ausgaben für Medikamente (Vitamine, Hormone, Antibiotika) und für Blutkonserven. Die Unterhaltungskosten für die technischen Einrichtungen, Instrumente und Apparate erhöhten sich ebenfalls.

Für die Ausgaben eines Großkrankenhauses [43] wird beispielsweise beim Vergleich der Ausgaben von 1890 zu 1956 eine Steigerung der Gesamtkosten um das 8fache, *davon Personalkosten um das 40fache*, und der Sachkosten um das 4fache angegeben.

Stellt man nun die Frage, inwieweit die wissenschaftlichen Erkenntnisse auf dem Gebiet der Technik, der Organisation und der Automatisierung zur Senkung des Aufwandes in den Krankenhauseinrichtungen angewendet wurden, so zeigt sich, daß die Kapazität der Einrichtungen zwar erweitert, die Methodik der Bewirtschaftung aber nicht in gleichem Maße entwickelt wurde.

Der sogenannte alte Zopf, Betriebsblindheit und Gewohnheit und nicht zuletzt auch die Sparsamkeit an der falschen Stelle kosten dem Staat zusätzlich unnötige finanzielle Mittel und Arbeitskräfte und stehen in deutlichem Mißverhältnis zu dem Erreichten in Industrie und Landwirtschaft. Bearbeiter von Arbeitsnormen, Dispatcher, Organisationsleiter sind heute in allen Zweigen der Wirtschaft eine Selbstverständlichkeit. Sie veranlassen die Einführung technischer Hilfsmittel sowie von Rationalisierungs- und Automatisierungsmethoden, um den arbeitenden Menschen zu entlasten. Das Ziel dieser Maßnahmen ist, mit geringstem Aufwand den größtmöglichen Erfolg zu erzielen. Um die Organisation des Krankenhauses zu verbessern, sind Arbeitsstudien größeren Umfanges bisher nur vereinzelt durchgeführt worden. Das bereits Vorhandene zeigt, wie wichtig eine systematische Arbeit auf diesem Gebiet ist. Leider sind die bisherigen Ergebnisse nicht genügend beachtet worden. Es besteht daher dringende Veranlassung, auch das Krankenhauswesen den heutigen Bedingungen anzupassen. Dem Verwaltungsleiter eines modernen Krankenhauses müssen *Typisierung* und *Standardisierung*, *Rationalisierung*, *Mechanisierung* und *Gruppenarbeit* heute genau so bekannt sein wie dem Leiter eines industriellen Wirtschaftsbetriebes. Dabei bedeutet die Technisierung im Krankenhaus keinesfalls eine Entpersönlichung. Wo aber die Mitarbeiter unnötige, weite Wege — womöglich noch über Treppen — laufen müssen, Handarbeiten leisten müssen, die der Apparat oder die Vorrichtung zuverlässiger und rationeller verrichten, wird die Nebenarbeit zur Hauptbelastung des Krankenpflegepersonals, und es muß zu einer Vernachlässigung der eigentlichen Pflege des Patienten kommen.

Die Entwicklung der Medizin, die technische Vervollkommnung der Diagnostik- und Therapiemöglichkeiten verändern den Aufgabenbereich der Mitarbeiter. Neben den ärztlichen Allgemeinpraktiker tritt mehr und mehr der Spezialist. Die Pflegerin, deren wesentlichste Arbeitsinstrumente sehr häufig Schrubber und Wischlappen waren, mußte zur Schwester, zur nächsten Helferin des Arztes und des Patienten werden. Das verpflichtet uns auch, die Mitarbeiter zweckentsprechender und damit produktiver einzusetzen.

Vergleicht man nun ein Krankenhaus mit einem Produktionsbetrieb, so drängt sich unwillkürlich der Begriff „Gewinnbetrieb“ oder „Zuschußbetrieb“ auf. *Rentabilität im Krankenhaus* wird es nur bedingt geben können. Die Frage der Rentabilität in dem Wirtschaftsbetrieb „Krankenhaus“ soll hier nicht zur Diskussion gestellt werden, wenn freilich auch im Krankenhaus alle Bestrebungen der Wirtschaftlichkeit dienen müssen. Durch die Kenntnis der modernen Betriebswirtschaftswissenschaft wird auch das Krankenhauswesen grundlegende Verbesserungen erfahren.

Der Erfolg unserer Krankenhäuser im Gesamtrahmen unseres Staates läßt sich vielleicht wie folgt demonstrieren. Jeder Mitarbeiter schafft durch seine Arbeitskraft nicht nur Werte für sich, sondern auch für das Sozialprodukt. RITTER [30] bezieht sich auf die „Veska“ (Fachzeitschrift der Vereinigung schweizerischer Krankenanstalten), die nach den Angaben eines Versicherungsfachmannes den Wert, den ein 20jähriger Mensch mit einem Jahreseinkommen von 4000 Franken schafft, auf 80000 Franken schätzt, den Wert, den ein 30jähriger schafft, auf 72000 Franken usw. Die Bilanz, die für ein schweizerisches Krankenhaus aufgestellt wird, weist danach durch lebensrettende und lebensverlängernde Operationen auf der Einnahmeseite einen größeren Wert auf als auf der Ausgabenseite. Es ist verständlich, daß durch die Krankenhausbehandlung die Schaffenskraft der Patienten entweder wiederhergestellt oder verlängert wird. Dadurch steigert sich das Sozialprodukt um eine gewisse Summe, die bei Nichtbehandlung wegfallen würde. Daraus ist zu ersehen, daß die Krankenhäuser zwar keine Werte schaffen, aber sonst verlorengehende Werte erhalten. Die Erhaltung der Arbeitskraft und der Arbeitsleistung läßt sich bewerten, wenn sich auch verschiedene Faktoren — z. B. die Auswirkung auf die Familie — nicht erfassen lassen.

Wie gering die Summe der Mehrleistung für den einzelnen sein kann, wird durch die Patientenzahl nachgewiesen, die jährlich stationär behandelt wird. Es handelt sich um etwa 2 Millionen Menschen in der DDR. Bei einer Ausgabe von 1,25 Milliarden DM (1957) pro Kopf der Behandelten braucht nur eine Summe von ungefähr 700 DM Mehrleistung je behandelten Patienten zum Sozialprodukt zu entfallen, um den Aufwand der stationären Behandlungseinrichtungen zu decken.

Aus diesem Gesichtswinkel gesehen, sollte sich die Ansicht vieler ändern, die diese Zusammenhänge nicht gründlich genug durchdenken, ändern in dem Sinne, daß die augenblicklichen Ausgaben nicht gesondert vom erzielten Erfolg für die Gesamtheit der Bürger und des Staates betrachtet werden.

Diese Feststellungen berühren nicht die Frage der Erhöhung der Wirtschaftlichkeit im Krankenhaus. In diesem Zusammenhang ist auch dem *Betriebswirtschaftsvergleich* große Aufmerksamkeit zu widmen, wobei zu beachten ist, daß nur geeignete Objekte miteinander verglichen werden können. Es kommt immer darauf an, welche Ziele das einzelne Krankenhaus hat, welche Voraussetzungen an Personal, an technischen Einrichtungen, an Hilfsmitteln und in bezug auf die grundrißbedingte Organisation gegeben sind. Der Kostensatz wird jedoch bei Einrichtungen gleichen Charakters durch die unterschiedliche *Verweildauer* beeinflußt. Gelingt es z. B., statt 18 Patienten (bei etwa 20 Tagen durchschnittlicher Verweildauer) 30 Patienten (etwa 12 Tage durchschnittliche Verweildauer) je Bett und Jahr stationär zu behandeln, so *steigen* zwar die *Kosten pro Bett und Jahr*, der Ausgabesatz der *Kosten pro Behandlungsfall* jedoch *sinkt*. Dann zeigt sich nach außen die Tendenz, daß bei sinkenden Kosten pro Behandlungsfall die Gesamtkosten steigen. Eine bessere Auslastung der Einrichtung erfordert zwar einen höheren Aufwand, bringt aber einen ungleich größeren Nutzeffekt mit sich. Dies ist aber nur dann möglich, wenn die Organisation verbessert wird. Schematische Kostenvergleiche verschiedener Krankenhäuser sagen jedoch nichts über den Erfolg der Behandlung aus und haben nur bedingten Wert.

Ein anderer auf die Wirtschaftlichkeit einwirkender Faktor ist die *Kapazitätsauslastung der stationären Einrichtungen*. Im allgemeinen liegt sie zwischen 80 und 90% (DDR 1957 81,8% [20], Westdeutschland 1956 90% [5], USA 1956 84,3% [5]). Bei stärkerer Kapazitätsauslastung sinken die Personalkosten relativ;

der Aufwand für Energie und für fast alle diagnostischen und therapeutischen Einrichtungen wird nur unbedeutend durch einen allgemein höheren Belegungsdurchschnitt beeinflußt. Wenn also die durchschnittliche Belegung steigt, was nur durch eine verbesserte Organisation möglich ist, vermehren sich die Ausgaben verhältnismäßig geringfügig. Der Erfolg läßt sich dann in einer besseren Auslastung, in einer schnelleren Amortisation der Einrichtungen und am Sinken der Kosten pro Tag und Bett erkennen. Gelänge es z. B., die Belegung in den Krankenhäusern der DDR um 5% zu steigern, so könnten die Mittel für den Neubau von 10000 Krankenbetten, also ungefähr 250 Millionen DM, eingespart werden. Dabei müssen wir beachten, daß die Veränderung der Bevölkerungsstruktur (Überalterung) eine Verlängerung der Verweildauer verursacht und in Zukunft in steigendem Maße verursachen wird. Die bewußte Verlängerung der Verweildauer, um z. B. bei der Tuberkulose einen nachhaltigen Behandlungserfolg zu erreichen (Senkung der Zahl der Rückfälle), beeinflußt die im allgemeinen angestrebte Verkürzung der durchschnittlichen Verweildauer. Jedoch werden alle Maßnahmen zu ihrer Verkürzung in gegebenen Fällen dazu beitragen, den Mehrbedarf an Betten im Rahmen des unbedingt Notwendigen zu halten.

Weiterhin wird die angestrebte Prophylaxe, Früherkennung und -behandlung bestimmter Krankeiten die Krankenhausaufnahme in stärkerem Maße notwendig machen. Um diesen zusätzlichen Bettenbedarf auszugleichen, ist eine bessere Nutzung der vorhandenen Bettenkapazität zu fordern.

Die Verkürzung der durchschnittlichen Verweildauer und die bessere Kapazitätsauslastung sind von *außerordentlicher volkswirtschaftlicher Bedeutung* und müssen darum *ökonomische* Hauptaufgabe der Krankenhäuser sein.

Personalfragen

Das Schwesternproblem

Das für alle Krankenhäuser größte und schwierigste Problem bringt der *Personalmangel* mit sich. An erster Stelle steht in fast allen Ländern der Erde die Schwesternfrage, die hier mit allen ihren Folgen behandelt werden muß. Das Ministerium für Gesundheitswesen schloß zunächst einen neuen Schwesterntarif ab, der auch den älteren, erfahreneren Schwestern ein besseres Einkommen sichert und erheblich zur Lösung des Schwesternproblems beitrug. Weitere Verbesserungen des Tariflohns sind bereits angekündigt. Trotzdem bleiben aber noch viele Fragen offen.

Für die aufopfernde und verantwortungsvolle Arbeit der Schwestern, die größte psychische und physische Forderungen an sie stellt, ist die bisherige *Entlohnung* im Vergleich zu anderen Berufen noch nicht ausreichend.

Bei einer weiteren *Teilung des Arbeitsgebietes*, die der Schwester nur die Arbeit am Patienten zuweisen muß und alle untergeordneten Arbeiten dem Hilfspersonal zuordnet, wird die notwendige höhere Qualifikation eine entsprechende Entlohnung ergeben. Das Verhältnis der eingesetzten *Vollschwestern* zu pflegerischen *Hilfskräften* (80% = 20%) bedarf einer eingehenden Überprüfung mit dem Ziel, die Prozentsätze einander mehr anzugleichen. Diese Forderung ist schon dadurch gerechtfertigt, daß die Schwester nicht mehr nur als Pflegerin der Patienten anzusehen ist, sondern als nächststehende Gehilfin des Arztes. Die Verfeinerung und Entwicklung der diagnostischen und therapeutischen Methoden fordert von dem heutigen Pflegepersonal eine entsprechend höhere Qualifikation als bisher. Dadurch ist die Verantwortung gewachsen, zumal die Schwestern bei dem bestehendem Ärztemangel einen Teil der Arztaufgaben übernehmen müssen. Diese Meinung wird durch den Bericht über eine englische Arbeitsstudie ,,Schwesternarbeit auf der Station" [32], S. 119, bestätigt:

„Die Anforderungen an das Pflegepersonal auf den Stationen sind in den Jahren gewaltig gestiegen und steigen immer noch weiter. Die verwickelte Verwaltung eines modernen Krankenhauses, die Entwicklung der medizinischen Wissenschaft, der Anstieg des allgemeinen Lebensstandes und die veränderte soziale Stellung vieler Patienten auf den allgemeinen Stationen: alles das hat unvermeidlich Arbeit und Stellung der Schwestern beeinflußt."

Die Anerkennung dieser Verantwortung und die Wichtigkeit ihrer sozialen Stellung muß sich aus vorstehenden Gründen mit in der Bezahlung ausdrücken. Wir sind aber der Meinung, daß diese Anerkennung nicht nur finanziell ihren Ausdruck finden darf. In Zukunft muß z. B. auch dem *Wohnproblem* — und eine gute Wohnmöglichkeit wird von den Schwestern als Anerkennung empfunden — mehr Augenmerk geschenkt werden. Eine gute Unterbringung der Schwestern, vor allem in freundlichen Einzelzimmern, stellt einen wichtigen Punkt bei der Lösung des Schwesternproblems dar. Vor allen Dingen der Schichtdienst erfordert, daß die Schwester in ihrer Freizeit unbedingt über ein eigenes Zimmer verfügt. Darüber hinaus müssen auch entsprechende Gemeinschaftsräume, Speise- und Kulturräume, Sportanlagen usw. vorhanden sein. Die Frage, ob die Schwester direkt im Krankenhaus wohnen soll oder nicht, ist umstritten. Eigene, entsprechend gebaute Wohnhäuser sollten nicht allzuweit vom Arbeitsplatz entfernt liegen, da eine nähere räumliche Bindung aus Gründen der Arbeitsorganisation (Bereitschaftsdienst, Noteinsatz usw.) wünschenswert ist.

Den Schwestern mit Kindern ist durch die Einrichtung von Kindergärten und Kinderkrippen die Berufsausübung zu erleichtern.

Der Frage des *Einsatzes von Halbtagskräften* gerade beim Pflegepersonal ist große Aufmerksamkeit zuzuwenden. Der erhöhte Arbeitsanfall in Arbeitsspitzen (vormittags und nachmittags) bietet sich für eine Halbtagsbeschäftigung geradezu an.

Weiterhin ist die Frage der Altersversorgung und die Versorgung im Falle einer Berufserkrankung zu lösen, um dem Pflegepersonal eine entsprechende soziale Sicherheit zu garantieren und das Interesse junger Menschen für diesen Beruf mit zu fördern.

Um den Schwesternmangel zu verringern, ist unserer Meinung nach folgendes zu beachten:

1. In erster Linie ist die *Schwesternnachwuchsfrage* zu prüfen. Die Organisation der Schwesternschulen ist zu kontrollieren. Die Notwendigkeit, Schwesternschulen grundsätzlich den Krankenhäusern anzugliedern, wurde bereits von VIRCHOW [40], S. 55, betont. Es sollte überprüft werden, wie weit dieses Prinzip unter den gegebenen Möglichkeiten verwirklicht werden kann. Selbst wenn die Kapazität der jetzt bestehenden Schwesternschulen für den normalen Nachwuchsbedarf ausreichen sollte, ist die Überalterung der im Pflegeberuf Tätigen nicht außer acht zu lassen. Hier müssen entsprechende Analysen vorgenommen werden. Eng damit zusammen hängt die Frage des Lehrpersonals. Eventuell ist die Ausbildung und Schulung des Lehrpersonals zu intensivieren, bzw. sind mehr Plätze zur Ausbildung von Lehrpersonal zu schaffen. Jedoch nicht jeder junge Assistenzarzt besitzt von vornherein die Fähigkeit, Lehrschwestern auszubilden.
2. Die Tarife, die für die *Bezahlung* des Pflegepersonals Geltung haben, müssen in gewissen Abständen überprüft werden, um eine gerechte, der Schwere und Verantwortung des Berufes und der gesellschaftlichen Struktur angeglichene Vergütung sicherzustellen.
3. Der *Urlaub* ist im Gegensatz zur bisherigen Regelung nach Möglichkeit auf 24 Arbeitstage zu erhöhen, um einerseits die Arbeitskraft des Pflegepersonals zu erhalten und andererseits die Erhöhung der Leistungen im Rahmen der Gesellschaft anzuerkennen. Für ältere Schwestern ist mit der Steigerung des Gehaltes auch eine Steigerung des Urlaubs wünschenswert.
4. Die *Altersversorgung* des Pflegepersonals sollte einer Prüfung unterzogen werden, um auch hier die gesellschaftliche Stellung des Pflegepersonals anzuerkennen. Außerdem muß bei Berufserkrankungen dem Pflegepersonal eine gesicherte Existenz geboten werden. Auch hier kann durch erhöhte Fürsorge der Schwesternmangel vermindert werden.
5. Durch Umfragen ist der Bedarf der einzelnen Krankenhäuser an Wohnräumen für das Pflegepersonal festzustellen und ein Programm über den Wohnungsbau auszuarbeiten.

In Zukunft müssen neue Wege für die *Aufgaben- und Zeiteinteilung der Schwesternarbeit* gefunden werden, die dem Pflegepersonal die Möglichkeit gibt, sich mehr dem Patienten zu widmen. Es ist nicht notwendig, daß die Schwestern Wärmflaschen bereiten, Wäsche verwalten, sortieren, zählen und tauschen, Mahlzeiten holen und anrichten bzw. sonstiges Material für die Stationen beschaffen. Der Holedienst kann in einen *Bringedienst* verwandelt werden. Es wird großer Zeitaufwand vermieden, wenn die Aufgaben anders verteilt werden und die Wäsche (die von der Station nicht mehr gezählt wird, seit die Wäsche der einzelnen Stationen unterschiedlich farbig markiert ist) z. B. vom Wäschereipersonal geholt und gebracht wird. Erste Ansätze in unserer Klinik waren sehr erfolgreich.

Reorganisation der Schwesternaufgaben

Auch die Erfahrungen der Krankenhäuser der Stadt Frankfurt/Main und der Universitätskliniken in Bonn in dieser Richtung waren positiv. Ob die Wäsche klinikweise gezeichnet (Bonn) oder nicht gezeichnet (Frankfurt) wird, muß von Fall zu Fall entschieden werden.

Es ist nicht notwendig, daß die Schwestern selbst den Patienten wiegen, das Uringlas holen und später säubern. Auch das Matratzenklopfen, Tupferdrehen und Mullegen kostet viel Zeit. Deshalb wäre es rationeller, wenn die zuständigen Organe die industrielle Fertigung von Tupfern und Mullplatten veranlassen würden. Die jetzige Form der Herstellung ist nicht vertretbar. Das gleiche gilt für das Reinigen und Sterilisieren von Instrumenten und Spritzen. Eine *Zentralisierung* dieser Arbeiten ist nicht nur zur Erhöhung der Wirtschaftlichkeit, sondern auch vom Standpunkt des Schwesternmangels ausgehend, sinnvoll. Die Einrichtung einer Bettenzentrale (oft eine Raumfrage) kann dem Pflege- und stationären Hilfspersonal die Arbeit erleichtern. Auf die zentralisierte Verbandsmittelaufbereitung wird noch eingegangen.

Zum großen Teil verbringen die Schwestern heute noch ihre Zeit mit diesen Tätigkeiten, sind in rastloser Hast, um diese Aufgaben zu erfüllen, die ihnen letzten Endes kostbare Zeit für die direkte Versorgung der Patienten rauben.

Angelernte Hilfskräfte und entsprechende Hilfseinrichtungen können diese Aufgaben oft genauso gut verrichten und müssen in Zukunft in viel stärkerem Maße eingesetzt werden.

Die *Schwesternausbildung* sollte von vornherein in den Zweig der *medizinischen Schwester* und den der *praktischen Schwester*, die die Grundpflege (alle Tätigkeiten, die der allgemeinen Versorgung dienen) übernimmt, geteilt werden. Ähnliche Ansätze haben wir in der Ausbildung von Voll- und Hilfsschwestern.

Die Vollschwester muß sich dem Patienten widmen können, denn die Sorge um den Patienten, der innige Kontakt zwischen Schwester und Patient stellt einen nicht zu unterschätzenden Faktor zur Steigerung des Gesundungswillens und des Gefühls des Geborgenseins der Patienten dar. Der Kontakt der Patienten mit der Krankenaufnahme sowie mit allen anderen diagnostischen und therapeutischen Abteilung ist kurz und hinterläßt bei der rationalisierten Organisation aller dieser Einrichtungen nur einen kurzen Eindruck. Eine gute Gemeinschaft mit den anderen Patienten ist nicht immer herzustellen, und zwischenmenschliche Spannungen, die sich oft aus den verschiedenen Charaktereigenschaften und Lebensanschauungen ergeben, verzögern nicht selten die Besserung oder die Genesung. Aus seinen sonstigen Umweltbindungen herausgerissen, in Sorge um Familie und Zukunft, muß dem Patienten das Einfinden in die neue Umwelt leichter gemacht werden, leichter dadurch, daß die Krankenschwester, die sich am intensivsten und auch zeitlich am längsten mit dem Patienten beschäftigt, größtmögliche Sammlung und Mitgefühl auf jeden der ihr anvertrauten Schützlinge verwenden kann. Im heutigen Betrieb mit seiner häufig unzureichenden Organisation und seinen veralteten Methoden „läuft" sie sich das Mitgefühl „aus dem Leibe".

An dieser Stelle muß näher auf die vorhin erwähnte Arbeitsstudie eingegangen werden [36].

Die vom Nuffield Provincial Hospital/Trust durchgeführte Untersuchung wurden in 12 Krankenhäusern Englands auf insgesamt 26 Stationen, die mit 10 bis 40 Patienten belegt waren, vorgenommen.

Die Kapazität der Krankenhäuser schwankte zwischen 200 und 1500 Betten. Die Testzeiten erstrecken sich auf 8 Arbeitstage je Station mit täglich 24 Beobachtungsstunden. Der Test wurde von 15 Helfern durchgeführt, deren Einstellung zu ihrer Aufgabe beispielhaft und treffend ist: „Eine Arbeitsstudie ist nichts Wunderbares oder übermäßig Technisches. Sie besteht im wesentlichen aus geduldiger, objektiver, genauer Beobachtung und aus der klaren und zuverlässigen Aufschreibung der beobachteten Tatsachen in einer möglichst zweckmäßigen Form. Tatsachen allein lösen keine Probleme, aber die möglichst vollständige Kenntnis der Tatsachen

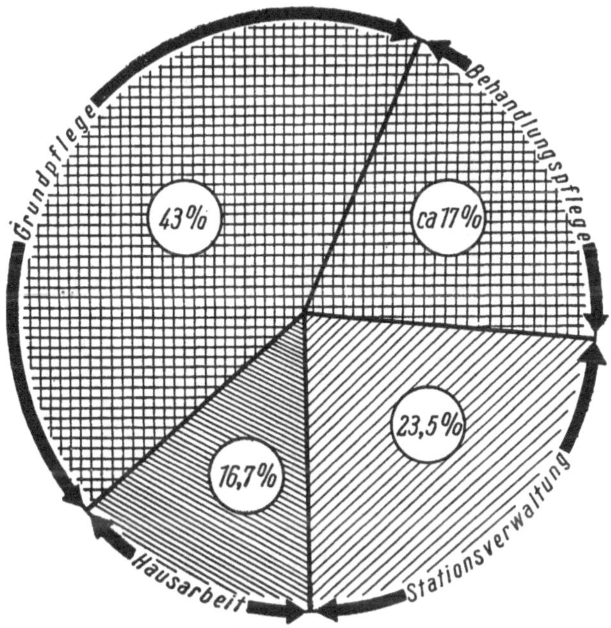

Abb. 1. Anteiliger Zeitaufwand für die vier Verrichtungsgruppen Grundpflege, Behandlungspflege, Stationsverwaltung, Hausarbeit in Prozent der Arbeit des gesamten Stationspersonals auf 26 Stationen (modifiziert) [36]

ist eine Voraussetzung für weise und wirksame Lösungen, denn Tatsachen ersetzen oder begrenzen den Einfluß gefühlsmäßiger Annahmen, landläufiger Vorurteile, allzu schmaler Erfahrungen und ungeprüfter Eindrücke und schaffen für alle weiteren Überlegungen eine bessere Ausgangslage" [36], S. V.

Im einzelnen zeigen nachstehende graphische Darstellungen, wie sich die Arbeiten und Aufgaben im Krankenstationsdienst verteilen (Abb. 1 und 2). Die *Grundpflege* (43% des gesamten Zeitaufwandes) teilt sich in Aufgaben, die alle der allgemeinen Versorgung des Patienten dienen (Ernährung, Erhaltung der Wohnlichkeit, Reinigung usw.). Ungefähr 65% der Grundpflege dienen der Beköstigung der Patienten, dem Bettenmachen, dem Verteilen und Reinigung von Fäkalienbehältern usw. Das sind Arbeiten, die keinesfalls von der Schwester oder zumindest nicht von ihr allein durchgeführt werden müssen.

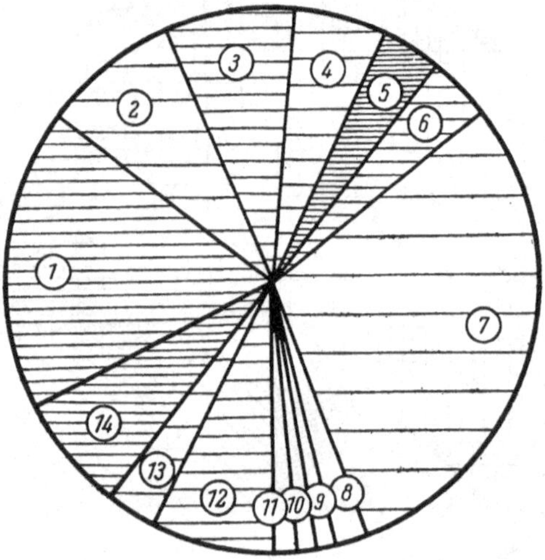

Abb. 2. Verteilung des Zeitaufwandes für die Grundpflege [36]

1 Bettenmachen
2 Kranke waschen und baden
3 Verteilung von Bettschüsseln und Urinflaschen
4 Versorgung von druckgefährdeten Stellen, Haaren, Nägeln, Mund
5 Kranken behilflich sein
6 Hilflose Kranke und Säuglinge füttern
7 Speisen und Getränke vorbereiten, verteilen und einsammeln
8 Spülen und desinfizieren
9 Möbel bewegen
10 Beschäftigung mit Angehörigen
11 Aufnahmen und Entlassungen
12 Persönliche Beschäftigung und Unterhaltung mit Kranken
13 Wandschirme verstellen
14 Kranke bequem lagern, Betten in Ordnung bringen

Die Arbeitsmenge wird auch dadurch beeinflußt, ob arbeitssparende Geräte vorhanden sind. Die Studie weist hier auf einen Mangel hin. Bei uns dürfte es ähnlich sein.

Der Aufwand der Zeit für die *Behandlungspflege* (Abb. 3) — 17% des gesamten Zeitaufwandes auf einer Krankenstation — weist ebenfalls im Abschnitt 7 und 11 auf die Möglichkeit hin, Zeit zu sparen. Die englische Arbeitsstudie empfiehlt, das Messen und

Pulsen der Patienten nicht als Routinetätigkeit durchzuführen, sondern bei Patienten, zu deren Gesundheitsstandkontrolle täglich ein einmaliges Messen und Pulsen ausreicht, dieses auch nur *einmal* vorzunehmen.

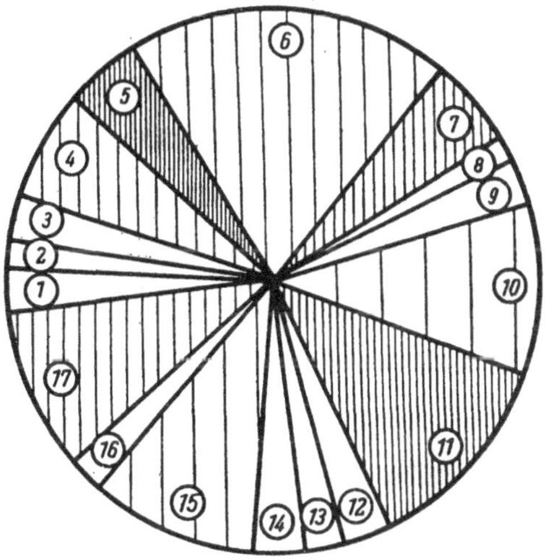

Abb. 3. Verteilung des Zeitaufwandes für die Behandlungspflege [36]

1 Spritzen geben
2 Letzter Dienst (bei Gestorbenen)
3 Zeitaufwand mit Chefärzten
4 Zeitaufwand mit anderen Ärzten
5 Urinuntersuchungen
6 Behandlungsmaßnahmen vorbereiten und danach aufräumen
7 Verbandsstoffvorrat auffüllen
8 Apotehenbedarf annehmen und nachprüfen
9 Verschiedenes (Medikamente zählen, Beseitigung von Auswurf, Beschriften von Untersuchungsproben, Betreuung ambulanter Patienten, Beschäftigung mit Medizinstudenten, Kranke wiegen)
10 Medizin austeilen
11 Temperatur, Puls und Atmung messen
12 Pflege vor der Operation
13 Pflege nach der Operation
14 Kranke zu anderen Abteilungen, einschließlich Operationssaal, begleiten
15 Behandlungsmaßnahmen ausführen. (Alle Maßnahmen, die von Schwestern ausgeführt werden, außer: Wunden verbinden, Spritzen geben, Medikamente verabreichen, Pflege vor und nach Operationen, Urinuntersuchungen, letzter Dienst. Diese sind gesondert aufgeführt. Vergleiche auch die Aufstellung auf Seite 30)
16 Ärzten bei Behandlungsmaßnahmen helfen
17 Verbände

Die Hilfeleistung der Schwestern gegenüber den Ärzten würde ebenfalls weniger Zeit beanspruchen, wenn die *Visiten pünktlich eingehalten* würden, denn um die Visiten ordnet sich ein großer Teil des Tagesablaufes.

Die *Verwaltungsarbeit* auf Station (23% der Tätigkeit) zeigt, daß eine gute Arbeitsorganisation — und auch hier wohl eine verbesserte Technik — dem Personal viel Zeit ersparen könnte. Der Zeitaufwand für Botengänge und Wartezeiten kann ebenfalls durch Einsatz von Hilfspersonal und durch zweckentsprechende technische Hilfsmittel (Rohrpost) vermindert oder ganz vermieden werden.

Wir hatten des öfteren auf den notwendigen Einsatz von Hilfspersonal für Pflegearbeiten hingewiesen. Hier ergibt sich für die Zukunft vor allem die wichtige Aufgabe für das ärztliche wie auch Pflegepersonal, dieses Hilfspersonal auszubilden. Dies kann nur dann verwirklicht werden, wenn sich alle Mitarbeiter dafür verantwortlich einsetzen.

Der Trennung von Grund- und Behandlungspflege am gleichen Patienten setzen die Krankenschwestern nicht ohne Grund einen gewissen Widerstand entgegen. Die getrennte Befriedigung dieser in sich verzahnten Bedürfnisse bringt in der Tat gewisse Schwierigkeiten mit sich. Jedoch darf man über die optimale Versorgung des einzelnen Patienten nicht das Recht aller Patienten auf Versorgung, Behandlung und Heilung vergessen. Dieses Recht, dem gegenüber wir verpflichtet sind, ist bei Beibehaltung des bisherigen, überlieferten Systems gefährdet.

Die Teilung der Aufgaben soll aber nicht nur eine Forderung der Notlage sein, sondern auch der Wirtschaftlichkeit in dem Sinne dienen, daß dem Pflegepersonal nur der direkte Dienst am Kranken obliegt und dem Pflegehilfspersonal alle Nebenarbeiten zugewiesen werden.

Bei der Lösung des Schwesternproblems sollte man vor allen Dingen eins nicht vergessen, nämlich die Schwestern selbst zu befragen, wie sie die Situation sehen und welche Wege sie zur Lösung der gegebenen Schwierigkeiten vorschlagen.

Einige grundsätzliche Meinungen, die durch Umfrage im Staate Michigan (USA) in 20 Krankenhäusern ermittelt wurden [1], sind erwähnenswert. Die Rundfrage ergab bei 1240 Mitarbeitern des Stationsdienstes (531 Schwestern und 709 Pflegehilfskräfte — beachtlich ist das Verhältnis von geprüftem zu ungeprüftem Personal —) das auf nachfolgender Tabelle wiedergegebene Resultat.

Wir ersehen daraus, daß die Gehaltsfrage nur von etwa 8% der Befragten bemängelt, jedoch die Ausnutzung und die Arbeitszeit von 35% beanstandet wird. Letzteres beweist deutlich, daß der

Tab. 1. Meinungsäußerungen von Pflegepersonal über ihre Berufsbeziehung [1]

1. Gründe für Unzufriedenheit unter dem Pflegepersonal (in Prozent):

	Vollschwestern	Pflegerinnen
Ausnutzung des Personals	35	19
Arbeitszeiten	14	14
Gehalt	4	11
Andere Fragen der persönlichen Behandlung	10	13
Sonstiges	16	15
Unbekannt	21	28

2. Gründe für die Annahme der jetzigen Arbeit

	Vollschwestern	Pflegerinnen
Nahe zu Hause	27	17
Selbe Schule, an der Examen abgelegt war	25	4
Verfügbarer Arbeitsplatz	14	22
Gute persönliche Behandlung	13	9
Freunde oder Verwandte im Krankenhaus	7	12
Sonstiges	12	24
Unbekannt	2	12

3. Quellen der Zufriedenheit im Pflegeberuf

	Vollschwestern	Pflegerinnen
Genesung der Patienten	45	53
Zwischenmenschliche Beziehungen	30	22
Persönliche Behandlung	7	6
Sonstiges	11	13
Unbekannt	7	6

4. Wie man von den freien Stellen in dem Krankenhaus erfahren hat, in dem man jetzt angestellt ist

	Vollschwestern	Pflegerinnen
Freunde oder Bekannte	40	54
Zeitungsanzeigen	4	5
Fachzeitschriften	3	—
Stellenvermittlung	1	3
Sonstiges	39	30
Unbekannt	13	8

bestehende Zustand, der mit hervorgerufen wird durch den Personalmangel und zum Teil durch unvollständige Technisierung, unsere ganze Aufmerksamkeit verdient und verändert werden muß. Die Zufriedenheit im Beruf wird von ungefähr 50% der Befragten in der Genesung der Patienten und von annähernd 25% in den zwischenmenschlichen Beziehungen gefunden. Diese Meinung sollte dazu führen, daß auch Leichtkranke auf Schwerkrankenstationen gelegt werden, da sich dadurch für die Schwestern eine größere Berufszufriedenheit ergibt. Das Resultat dürfte nicht nur auf das Pflegepersonal, sondern auch auf die Mitpatienten positiv wirken, denn die Genesung eines Mitpatienten stärkt und fördert den eigenen Willen und die Bereitschaft zum Gesundwerden. Die Patienten werden dann nicht nur Sorgen, sondern auch Hoffnungen miteinander austauschen.

Der richtige Arbeitsplatz

Eine wesentliche Voraussetzung für die positive Berufsbeziehung des einzelnen ist, daß „der richtige Mann an den richtigen Platz" gestellt wird. Die bisherigen *Arbeitsplatzstudien* haben dabei zu wenig den arbeitenden Menschen berücksichtigt. Aus Abneigung gegen den betrieblichen Arbeitsplatz werden oft schlechte Ergebnisse erzielt. Die Abneigung kann aus Unverständnis dem Einzelziel und dem Gesamtziel gegenüber, aus Antipathie, Aversion oder gar Animosität dem Mitarbeiter, der Gesamtleitung oder den einzelnen Vorgesetzten gegenüber resultieren. Das Wissen um die privaten Sorgen und Nöte des Arbeitenden, ein guter Kontakt und taktvolles Verständnis können klärend wirken. Wenn nötig, sollte ein Arbeitsplatzwechsel durchgeführt werden. Ein Arbeitsplatzwechsel kann nicht nur die Arbeit des betreffenden Mitarbeiters positiv beeinflussen, sondern auch die Arbeitsleistung einer Arbeitsgruppe fördern.

Diese Fragen fordern im Interesse einer guten Arbeitsleistung unbedingt eine Beantwortung. Notwendig sind eine exakte Bearbeitung des Problemes, ernste, gezielte Untersuchungen und Klarstellung der Begriffe, um von landläufigen Vermutungen und Annahmen abzukommen, die oft mehr schaden als nützen.

Die Fülle der zu bewältigenden Arbeitsaufgaben führt leicht dazu, daß wir *im Mitarbeiter* nur einen *Gehilfen* zur Erfüllung unserer Aufgaben sehen und *den Menschen* in ihm *zu wenig beachten.* Die beste Technik und Organisation helfen nur wenig, wenn wir nicht den Menschen, den Träger der eigentlichen Produktion, in den Aufgabenbereich einführen und weiterentwickeln. Um den „richtigen Mann an den richtigen Platz" stellen zu können, sind eingehende Kenntnis der Arbeitsplätze, ihrer Anforderungen und Eigenheiten nötig. Abgesehen von der schulischen und beruflichen

Vorbildung, muß auch die Mentalität des Arbeitsplatzbewerbers beurteilt werden. Ein Mitarbeiter, der zum Beispiel die Gabe besitzt, mit Menschen umzugehen, und der über den richtigen Verhandlungston und die notwendigen Umgangsformen verfügt, soll nach Möglichkeit einen Arbeitsplatz erhalten, der diese Eigenschaften verlangt. Er würde sich unglücklich an einem isolierten Arbeitsplatz ohne Verhandlungsaufgaben fühlen. Die Mitarbeiter in der Patientenaufnahme müssen zum Beispiel Menschen mit verbindlichem Wesen sein, denen ein freundlicher Umgangston eigen ist.

Die Arbeitsaufgaben eines Haushaltsbearbeiters verlangen, daß er bis ins kleinste genau ist. Großzügigkeit, vielleicht ein Vorzug für andere Arbeitsgebiete, wäre für diese Aufgabe ein Mangel. Für den Arbeitsplatz eines Arbeitsgruppenleiters, dessen organisatorische Tätigkeit oft eine gewisse Großzügigkeit bedingt, kann diese Eigenschaft dagegen eine Empfehlung bedeuten. Ein Hausarbeiter sollte starke körperliche Kräfte haben usw.

Richtige Arbeitsverteilung

Die im einzelnen hier aufgeführten Punkte setzen eine intensive Kenntnis des Betriebes, seiner Organisation, der Eigenarten der einzelnen Arbeitsplätze und ihrer Wichtigkeit voraus. Darüber hinaus müssen die technischen Möglichkeiten, ihre Anwendung, ihre Vor- und Nachteile für den einzelnen Arbeitsplatz und auch für das Ganze bekannt sein. Die Anwendung der Technik kann die Aufgaben einzelner Mitarbeiter erschweren, für eine größere Zahl anderer Mitarbeiter aber eine Erleichterung darstellen. Gewisse Arbeitsplätze müssen darum finanziell entsprechend dotiert sein, um geeignete Mitarbeiter werben zu können. In vielen Einrichtungen werden aus Gewohnheit Mitarbeiter mit hochqualifizierter Ausbildung an Arbeitsplätze gebunden, die von Mitarbeitern geringerer Qualifikation besetzt sein könnten und umgekehrt. Alte Überlieferungen, die oft ihren Niederschlag in Stellenplänen und Tarifen finden, verhindern eine Leistungssteigerung und ziehen sogar Verluste für die Einrichtungen nach sich. Deshalb müssen eine *gerechte Verteilung der Arbeitslast*, eine *richtige Einschätzung des Verantwortungsbereiches* erreicht und durch einen lebensnahen und optimalen Stellenplan die an Zahl und Wert notwendigen Arbeitsplätze geschaffen werden.

Bei *Überlastung des Personals* entsteht eine schlechte Atmosphäre, einfach aus dem Gefühl heraus, daß Sorgfalt und Umsicht nicht mit dem Arbeitsumfang und Arbeitstempo Schritt halten können. Daraus resultieren oft Verstimmungen und Unzufriedenheit, die auch das Verhältnis der Mitarbeiter untereinander trüben. Auch die finanzielle Anerkennung der Arbeitsleistung ändert nichts an dieser Einstellung, sondern nur eine bessere Organisation, die manchmal nur durch Einstellung zusätzlicher Mitarbeiter erreicht werden kann. Die wachsende Last, das Nichtbewältigen der Aufgaben schaffen eine Psychose des Nichtmehrkönnens. Die sich häufenden *Fehlleistungen* ziehen Kritiken nach sich, die zwar berechtigt sind, aber nicht die Ursachen klären. Zur inneren, eigenen Unzufriedenheit gesellt sich dann die äußere Unzufriedenheit, das Gefühl, nicht richtig behandelt zu werden. Eine Lawine ballt sich zusammen. Erst wenn sie in ihrer Gewalt erkennbar wird, wird oft erst versucht, Maßnahmen zur Abschwächung und Vermeidung nachhaltiger Folgen einzuleiten, meist überstürzt und unzulänglich. Man sollte nicht an diesen Erscheinungen vorübergehen, sondern auf Mittel und Wege sinnen, sie zu vermeiden, denn nicht selten leidet darunter die gesamte *Betriebsatmosphäre*.

Betriebsatmosphäre u. zwischenmenschliche Beziehungen

Über die *zwischenmenschlichen Beziehungen* wird überhaupt häufig achtlos hinweggegangen, weil ihre Wichtigkeit unterschätzt wird. Die zwischenmenschlichen Beziehungen haben schlechthin auf jede Arbeit in der Gemeinschaft starken Einfluß. Die Stimmung, der Umgangston, die Betriebsatmosphäre wirken nicht nur auf den Arbeitsgeist des einzelnen, sondern auch auf den der gesamten Belegschaft. Von der Einstellung zur Arbeit, zum Beruf und zum eigenen Arbeitsplatz hängen auch der Erfolg, die Leistung und deren Qualität ab. Eine positive Arbeitseinstellung ist im Dienst am kranken Menschen sehr wichtig und wirkt sich folgenschwer aus.

Unsere gesellschaftliche Entwicklung stellt an den einzelnen Arbeitenden und seinen Arbeitsplatz immer größere Anforderungen. Im Gegensatz zu früher, wo der einzelne nicht auf die Koordinierung mit dem anderen angewiesen war, ist bei *Gemeinschaftsarbeit* eine genaue Abstimmung des Arbeitsgebietes und des Arbeitspensums aller Mitarbeiter von großer Bedeutung. Selbst wenn der einzelne Arbeitsplatz mit seinen Forderungen unkompliziert erscheint und der Arbeitende seine Aufgaben löst — er ist ja für bestimmte Aufgaben ausgebildet —, kann die Zusammenarbeit im Rahmen einer Arbeitsgemeinschaft und die Erreichung eines optimalen Arbeitsrhythmus äußerst kompliziert sein. Das bedingt die größere Arbeitsteilung, die den modernen Produktionsablauf bestimmt und die eine stetige Arbeitskettenleistung und damit verständlicherweise größtes Anpassungsvermögen der Mitarbeiter aneinander und genau abgegrenzte Arbeitsaufgaben erfordert.

Die richtige Arbeitsteilung, die gute Organisation, das modern gestaltete und eingerichtete Krankenhaus allein gewährleisten jedoch noch nicht optimale Leistungen. Es können trotz aller Gegebenheiten unbefriedigende Resultate vorliegen. Hierbei ist zu bedenken, daß der Mensch persönlichkeitsbedingten Schwankungen unterworfen ist. Sie beeinflussen die Intensität, die Leistung und damit das Arbeitsprodukt.

Den Schwierigkeiten, die sich aus einer Zusammenarbeit vieler Menschen auf ein Gesamtziel hin ergeben, wird nicht genügend Rechnung getragen. Es ist nichts Neues, wenn UHLEMANN [39], S. 176ff., feststellt, daß „die meßbare Arbeitsleistung von nicht meßbaren Störungen des Seelenlebens abhängt und daß hier ein Hinweis liegt auf die Gründe entscheidender Verlustquellen in Industrie und Wirtschaft". Schon 1916 betonte BURLINGNAME, „daß seelische Störungen und gefühlsbedingte Widerstände der Arbeiter gegen ihre Tätigkeit, gegen Vorgesetzte und Mitarbeiter zu größeren finanziellen Verlusten führen als Krankheit und Unfälle"; doch ist es unverständlich, wie wenig bisher daraus gelernt wurde.

Wir wollen nicht versäumen, im Rahmen dieser Betrachtungen auf J. A. C. BROWNS Ausführungen über *psychologische Probleme in der Produktion* einzugehen.

BROWN [3], S. 123ff., meint unter anderem, daß die Bezahlung der Mitarbeiter nicht das wichtigste ist (bei Befragung über Wunschziele rangiert die Entlohnung nie an der ersten Stelle der Antworten), sondern der Status im Rahmen der Arbeitsgruppe (das Ansehen, die Einschätzung und Anerkennung). Es wird darauf hingewiesen, daß *routinemäßige Betreuung kein Ersatz für den menschlichen Kontakt* ist.

BROWN mißt der primären Gruppe (kleinste Arbeitsgruppe, auch natürliche Gruppe genannt) gegenüber der sekundären Gruppe (abgeleitete Gruppe, die sich auf Grund der Betriebsstruktur bilden muß) besondere Wichtigkeit bei. In dieser Primärgruppe sind die Mitarbeiter durch ein „Netzwerk persönlicher Beziehungen" verbunden. Hier entstehen Spannungen, die sich nachteilig auf das gemeinsame Arbeitsergebnis auswirken können. Der Meinung und der Moral der Primärgruppe müssen wir unsere Aufmerksamkeit zuwenden, wenn wir ihr die Aufgaben einer Keimzelle in der Arbeitsgemeinschaft zuerkennen.

Interessant ist weiterhin das Ergebnis eines Testes über das erreichte Leistungsniveau mehrerer Arbeitsgruppen. Vor einer Erhöhung der Norm war die eine Gruppe nur von der bevorstehenden Normerhöhung unterrichtet worden, mit anderen Gruppen dagegen war die Erhöhung eingehend besprochen und ihnen die Möglichkeit der Selbstorganisation (Arbeitsablauf, Schicht- und Pauseneinteilung) gegeben worden. Das Resultat bewies eindeutig, daß nur dort eine Leistungssteigerung zu verzeichnen war, wo ein *freiwilliger Gruppenbeschluß* vorlag. Daraus ist zu folgern, daß die Möglichkeit der Teilnahme am betrieblichen Leben über die Ziele der einzelnen Arbeitsgruppen hinaus die Bereitschaft für Änderungen und Verbesserungen mit sich bringt. Die Beteiligung hängt verständlicherweise davon ab, inwieweit die *Leitung* eines Betriebes den *Kontakt mit* den einzelnen *Arbeitsgruppen* pflegt und inwieweit sie dem immer vorhandenen Interesse entgegenkommt. Hinsichtlich der Arbeitsatmosphäre muß man berücksichtigen, daß sich eine gute Arbeitsmoral nicht im Selbstlauf entwickelt, sondern von oben her durch Vorbild gefördert werden muß. Die Voraussetzungen für eine gute Arbeitsmoral sind gerade in der sozialistischen Gesellschaft gegeben und bilden die Basis der Entwicklung in der DDR. Es wäre jedoch falsch zu behaupten, daß diesbezüglich die Möglichkeiten voll genutzt werden. Die *Bewußtseinsbildung der Leitungsmitglieder* und der nachgeordneten Mitarbeiter ist darum eine wichtige Aufgabe in der Weiterentwicklung unserer Kliniken.

Gemeinschaftsgeist in der Tätigkeit, die Beteiligung *aller* Mitarbeiter an der Leitungstätigkeit (bei uns bekannt als *kollektives Leitungsprinzip*), und das alles in einer sauberen Atmosphäre, garantieren die angestrebte Umgestaltung. Nicht klarer ist das angestrebte Ziel zu erklären, als es PAWLOW [13], S. 13/14, in seinem Testament formuliert: „In dem Arbeitskollektiv, das ich leite, tut die Atmosphäre alles. Wir alle sind in ein gemeinsames Werk eingespannt, und jeder fördert es nach Maßgabe seiner Kräfte und

Möglichkeiten. Bei uns kann man oft nicht unterscheiden, was mein und was dein ist, aber das gereicht unserem gemeinsamen Werke nur zum Vorteil."

Verantwortungsgefühl, verursacht durch Freude an der beruflichen Tätigkeit, ist eine notwendige Voraussetzung für erfolgreiches Schaffen. Die *Verantwortungsfreude* wird durch einen genügend großen Ermessensbereich gefördert. Das Bewußtsein, *Mit-Arbeiter* und nicht nur Befehlsempfänger zu sein, trägt zur Steigerung der Verantwortungsfreude bei. Die inviduelle Behandlung durch die Vorgesetzten muß selbstverständlich sein. Das Vertrauen der Mitarbeiter auf Grund eigener Leistungen zu besitzen, ist unabdingbar. Das alles fordert das *Zurücksetzen des Ichbetonten* zugunsten des gemeinsamen Zieles.

Forderungen an die leitenden Mitarbeiter

Der leitende Mitarbeiter muß vor allem vorbildlich handeln. Größere Rechte ziehen größere Pflichten nach sich. Eine Kritik soll eine Verbesserung bezwecken. Sie muß in einer solchen Form vorgetragen werden, daß sie nicht kränkend und verletzend wirkt. Respektlosigkeit dem Kritisierten gegenüber beruht oft auf Außerachtlassung dieser Forderung. Ständiger und oft unberechtigter Tadel verschlechtert nur die Leistung. Jeder Mitarbeiter schafft auch Anerkennenswertes. Kritik fordert oft vorher Selbstkritik. Erst nach Kenntnis der gesamten Sachlage können wir einen Vorgang richtig beurteilen.

Durch das Verletzen der Persönlichkeit eines Mitarbeiters kann eine Abneigung gegen den Arbeitsplatz, gegen den Vorgesetzten oder den Mitarbeitern gegenüber entstehen. Oft wird eine *Kritik*, die an uns selbst geübt wird, an Mitarbeiter weitergegeben, also „der Sack geschlagen und der Esel gemeint". Voreingenommenheit stört ein gutes Arbeitsverhältnis. Ungeschickt eingezogene Erkundigungen über einen Mitarbeiter zerstören nicht selten das Vertrauen. Die Mitarbeiter, die sich über das Mißtrauen anderer wundern, sind nicht selten selbst argwöhnisch. Das Argument, daß das *Vertrauen* mißbraucht wurde und man darum nur noch mißtrauen könne, ist falsch. Gestörtes Vertrauen kann nur durch die Hoffnung, daß der Vertrauensbrüchige daraus lernen möge, wiederhergestellt werden. Man darf nicht nach dem Sprichwort urteilen „wer lügt, der stiehlt und mordet". Darum sollte mehr nach den Ursachen gefragt werden, wenn sich jemand eines Verstoßes schuldig gemacht hat. Wenn die Unwahrheit gesagt wurde, kann eine ungenügende Information schuld gewesen sein. Auch geschieht es nicht selten, daß ein Mitarbeiter Leistungen vortäuschen oder nicht zugeben will, wenn ein Auftrag nicht ausgeführt wurde. Angst vor disziplinarischen Strafen kann ebenfalls das Motiv einer Lüge sein. Wenn wir mißtrauen, kommt es nicht selten vor, daß daraufhin versucht wird, sich auch des Mißtrauens würdig zu zeigen. Darin muß keine Starrheit liegen, sondern das kann auch eine Abwehrreaktion des Mißverstandenen sein. Diese Zusammenhänge zu berücksichtigen und aus ihnen zu lernen, würde bestimmt Früchte tragen.

Für Sorgen und Nöte unserer Mitarbeiter müssen wir deshalb immer Zeit haben. Mitarbeiter, die mit Verantwortungsfreude arbeiten, werden ihre Vorgesetzten nicht mit Kleinigkeiten belästigen. Sie respektieren seine Zeit genau so, wie sie die ihre respektiert sehen wollen. Aber selbst, wenn diese Probleme gelöst sein werden, gibt es noch weitere Probleme zur Verbesserung der zwischenmenschlichen Beziehungen zu klären.

Die bekannteste Art, den *Kontakt mit anderen Mitarbeitern* instinktiv zu vermeiden, ist die *Antipathie* (DÄUMLING [4], S. 78ff., „Begegnungsreaktion"). Oft verstecken sich hinter der Redewendung „Ich werde mit X nicht warm" Voreingenommenheit und Mißtrauen. Sie stellen die harmloseste Quelle der Verseuchung des Betriebsklimas dar. Vor allem die leitenden Mitarbeiter sollten sich davor hüten, eventuell aus Antipathie heraus Einschätzungen zu treffen und Urteile zu fällen. Das Äußere eines Menschen (auch Sprache und Gestik zählen dazu) kann täuschen, und die Antipathie hat unseres Erachtens oftmals ihren Ursprung in solchen Äußerlichkeiten. Besonders Mitarbeiter, die ihre Menschenkenntnis extra betonen, unterliegen solchen Täuschungen. Sie beweisen allein durch ihre geäußerte Antipathie, daß sie keine Menschenkenntnis besitzen. Die Zusammenarbeit leidet unzweifelhaft darunter. Gefühlsneigungen machen uns leicht unfähig, gerecht zu urteilen. Eine freie Aussprache kann unter Umständen die Situation klären.

Bei einer *Aversion* gegen einen Mitarbeiter liegt die Betonung schon mehr auf einer Kontaktablehnung (DÄUMLING „Einstellungsreaktion"). Die Intensität in negativer Richtung ist hier noch stärker als bei der Antipathie. „Wir sind anders als er.“ Wir lehnen ihn darum ab. Wir verzichten nicht nur auf den Kontakt mit ihm, sondern meiden bewußt jede Annäherung. Hier setzen die Aufgaben des Vermittlers ein. DÄUMLING spricht hier von der Notwendigkeit einer „wirklichen inneren Begegnung“, um das Gleichgewicht wiederherzustellen. Diese Begegnung kann von uns gefördert werden. Ohne Zweifel gehört zur Wahrnehmung dieser Aufgaben neben dem fachlichen Können menschliche und charakterliche Eignung, die bei der Besetzung von verantwortlichen Funktionen mit als Kriterium herangezogen werden muß.

Gegenüber der Einstellungsreaktion — der Aversion — stellt die *Animosität* (DÄUMLING „Betroffenheitsreaktion“) in der Arbeitsgemeinschaft eine gefährliche Quelle für Leistungsminderungen dar. Die Animosität ist eine bewußte, aktive Ablehnung des anderen. Die Passivität der Aversion geht hier in eine aktive Ablehnung, Verfolgung des anderen, über. Der andere wird nicht nur abgelehnt, sondern angegriffen. Das Motiv ist nicht selten das Gefühl, daß die eigene Existenz bedroht ist (DÄUMLING „Rivalität, Eifersucht usw.“). Auch der falsch verstandene Wettbewerb kann unter den Teilnehmern aus Minderwertigkeitskomplexen heraus zu gestörten mitmenschlichen Beziehungen führen. Diese Mitarbeiter können nichts Produktives schaffen. Alles Geleistete, Berufliche mündet in dem Ziel, den anderen in ein schlechtes Licht zu setzen und ihn in den Augen der anderen herabzusetzen. DÄUMLING sagt treffend, daß die Animosität oft aus dem Bedürfnis entsteht, „einen Sündenbock für eigene Unzulänglichkeiten zu finden. Die Schuld, der Unwert liegt beim anderen klar zutage“. Hier wird auch das Gleichnis vom Splitter und Balken erwähnt. (Es werden die kleinen Fehler der anderen, aber nicht die eigenen großen Fehler gesehen.) Das ist nicht selten der Fall. Eine *echte und ehrliche Selbstkritik*, der *Mut zur Verantwortung*, zum positiven wie zum negativen Arbeitsergebnis, kann nur eine günstige Änderung bringen. Die einzelnen Mitarbeiter müssen sich freimachen von Selbstüberschätzung. Jedes Rädchen im Mechanismus ist wichtig und notwendig. Nicht jeder ist davon zu überzeugen, und uns wird es nicht immer gelingen, zwischenmenschliche Spannungen dieser Art zu beseitigen. Mit Menschen zu experimentieren, ist gefährlich. Oft wird es notwendig sein, die Mitarbeiter zu trennen und sie ver schiedenen Arbeitsgruppen zuzuteilen. Wenn wir diese *zwischenmenschlichen Spannungen als Krankheit im Organismus einer Arbeitsgemeinschaft* auffassen, so dürfte der so treffend geprägte Satz des Paracelsus „Der beste Arzt des Menschen ist der *Mensch*" ein Leitmotiv für unsere Arbeit sein. Nur das menschliche Verständnis, das Einfühlungsvermögen, aber nicht zuletzt die Kenntnis der Ursachen einer solchen Krankheit helfen die Probleme lösen. Nur das eigene Vorbild gibt uns ein inneres Recht, im Interesse eines guten und gesunden Betriebsklimas zu klären und zu vermitteln. „Wer mit Freude arbeitet, ist praktisch unermüdlich, und die Kunst jeder Betriebs-, Menschen- und Leistungsführung ist es, eben diese Freude, die positive Einstellung zur Arbeit zu wecken, zu fördern und zu erhalten" (UHLEMANN [39], S. 176ff.).

Unsere Stellungnahme zum Personalproblem ist dahingehend zu verstehen, daß es hier um den Bestand der Einrichtungen, um das Niveau der Versorgung und schließlich um die Erhaltung der Gesundheit unserer Mitbürger, Patienten und Mitarbeiter geht. Alle Forderungen zur Lösung dieses Problems entspringen der Notwendigkeit, die *Betriebsatmosphäre* und damit die *Leistungen* zu verbessern. Die materiellen Forderungen verlangen größeren finanziellen Aufwand, die ideellen Forderungen mehr Verständnis und oft mehr Einfühlungsvermögen. Es muß die vornehmste Aufgabe aller Krankenhausleitungen sein, diese Erkenntnisse und schon lange bekannten Erfahrungen zu berücksichtigen, um damit einerseits den Fortbestand und die Weiterentwicklung der stationären Behandlungseinrichtungen zu sichern, und um andererseits ihrer Pflicht nachzukommen, die Last der Arbeit gleichmäßig und damit gerecht zu verteilen.

Die Technik im Krankenhaus

Die notwendige Organisation, die Angleichung der bestehenden Krankenhäuser an den neuesten Stand der Erfahrungen fordern die weitgehende Technisierung der Krankenhausarbeit.

Die vornehmste Aufgabe der Technik ist es, dem Menschen zu dienen. Auf Austellungen und Messen finden neuartige Apparate, Maschinen und Automaten Anerkennung. Wir fordern diese Entwicklung der Technik von der Industrie nach dem Grundsatz, den Produktionserfolg zu erhöhen und dabei die Arbeit zu erleichtern. In der Industrie ist der Erfolg leicht zu messen. Viel schwieriger ist das im Krankenhaus. Es ist eingangs darauf hingewiesen worden, worin der Gewinn eines Krankenhauses besteht. Der bisherigen Einschätzung nach verzögerte sich die gesamte Entwicklung der Krankenhaustechnik. Unsere Pflicht dem Patienten, dem Mitarbeiter und dem Staat gegenüber ist es, die Mängel zu überwinden, die eine Verzögerung hervorrufen. Nichtanwendung der Technik bedeutet sowohl eine unnötige und nicht zu verantwortende körperliche Belastung für die Mitarbeiter als auch eine finanzielle für die Allgemeinheit. Die Summe von nur 1% des jährlichen Gesamtaufwandes aller Krankenhäuser der DDR beträgt zur Zeit etwa 13 Millionen DM, die eingespart werden könnten, wenn diese Summe vorerst für Entwicklungsarbeiten auf technischem Gebiet und für die Durchführung von Arbeitsstudien zur Verfügung stände. Ohne diesen momentanen Mehraufwand können schöpferische Ideen vieler Mitarbeiter in unseren Einrichtungen nicht in die Tat umgesetzt werden. — Die zusätzlichen Investitionen, der Mehraufwand an Mitteln bei der Einrichtung von Krankenhäusern spielen nur eine geringe Rolle, da nach 50jähriger Bewirtschaftung der Anteil der baulichen und technischen Investitionen nur annähernd 6% des Gesamtaufwandes beträgt. Die Summe der Einsparungen an technischen und sonstigen arbeitssparenden Einrichtungen beim Neubau fordert in der laufenden Bewirtschaftung, auf längere Sicht gesehen, ein Vielfaches der Einsparungssumme. Das wird verständlich, wenn man bedenkt, daß der Personalkostenanteil ca. 60—70% der gesamten Betriebskosten beträgt und daß Technisierung den Personalaufwand an erster Stelle beeinflußt. Die Technisierung hat die Aufgabe, einerseits fehlende Arbeitskräfte zu ersetzen und andererseits den vorhandenen Arbeitskräften eine größere Wirkungstiefe und -breite zu geben.

Schwesternrufanlage

Großes Augenmerk verlangen nach wie vor die Laufwege der Mitarbeiter. Die Schwester läuft täglich ungefähr 12—15 km in ihrer Dienstzeit. Die Schwankungen ergeben sich aus den verschiedenen Grundrissen der Stationen und der Anordnung der Patientenzimmer sowie deren unterschiedlicher Bettenzahl. Die Krankensäle der früheren Hospitäler hatten oft bis zu 100 Betten. Heute sollten auch aus psychologischen Gründen Krankenzimmer mit höchstens 6 Betten eingerichtet werden. Wenn auch das Krankenzimmer mit wenig Betten gegenüber Zimmereinheiten mit mehr Betten einen größeren Aufwand fordert, so ist es unsere Aufgabe, diesen Mehraufwand durch technische und organisatorische Vorkehrungen zu begrenzen.

Bisher wurde die Schwester außerhalb ihrer Routinegänge durch den *optischen Ruf*, durch das Aufleuchten einer Lampe über dem Krankenzimmer, an das Krankenbett gerufen. Wenn der Patient durch den optischen Ruf um ein Getränk bittet, läuft die Schwester hin, erkundet den Wunsch des Patienten, bringt ihm das Gewünschte und kehrt dann an ihren Ausgangsort — zum Dienstzimmer, zum Fäkalienraum oder zur Küche — zurück. Lassen wir den ungünstigsten Fall eintreten; das Patientenzimmer befindet sich am Ende des Stationsflures: 30 m hin, Wunsch erkunden; z. B. Teeküche aufsuchen, 30 m zurück; Getränk hinbringen, 30 m; zum Dienstzimmer zurück, 30 m. Eine Tasse Tee gleich 120 m Laufweg.

Die direkte Verständigung kann durch den akustischen Ruf hergestellt werden. Der *akustische Ruf* hat aber den Nachteil, daß er nur von einer Stelle ausgeht, d. h., daß in jedem Zimmer bisher nur ein gemeinsames Mikrophon vorhanden ist und die Rückfrage oder Antwort über den zentralen Lautsprecher, wodurch die Mitpatienten gestört werden, erfolgt. Dieser Nachteil kann auf ein Mindestmaß beschränkt werden, wenn jeder Patient über ein eigenes, für diesen Zweck entwickeltes Mikrophon, das im Nachttisch eingebaut ist, verfügt. Der ganze Mechanismus besteht für den Patienten aus einem großen Druckknopf am Nachttisch — für Schwerkranke wird der im Krankenhausbetrieb bekannte Birnentaster verwendet — und dem Kopfkissenlautsprecher, über den die Antwort oder Rückfrage eingeht und der auch allgemein Radiosendungen überträgt (Abb. 4 und 5). Der Birnentaster nimmt zugleich das Pontentiometer für die Lautstärkenregelung auf. Durch das „Nachtlicht" kann die Nachttischplatte (Glas) von unten erleuchtet werden, um die Orientierung des Patienten nachts zu erleichtern. Der Laufweg der Schwester sieht nun wie folgt aus: Die Schwester empfängt den Wunsch akustisch im Dienstzimmer über einen entsprechend entwickelten Arbeitstisch (den ehemaligen Schreibtisch), der zu gleicher Zeit das Relais für die Rufanlage aufnimmt. Befindet sich die diensthabende Schwester in einem anderen Funktionsraum, ruft ein Summer sie ans Mikrophon. Bereits vom Wunsch des Patienten unterrichtet, besorgt sie auf dem Hinwege zum Patienten das Gewünschte und vermeidet so überflüssige Wege. Falls mehrere Rufe zu gleicher Zeit eingehen, bleiben diese stehen und können hintereinander abgefragt und gemeinsam erledigt werden. Die Schwester erspart sich so einen großen Teil der üblichen Gänge und kann oft mehrere Wege zusammen erledigen, wodurch mindestens die Hälfte aller Laufwege wegfallen würden. Gekoppelt mit dem optischen Ruf, können andere Patienten bereits auf den Routinegängen von der Schwester um ihre Wünsche befragt werden. Rückfragen vom Dienstzimmer aus in der Teeküche können von der Schwester ohne Laufwege vom Dienstzimmer direkt getätigt werden. Bei ausreichend vorhandenem Hilfspersonal werden der Schwester viele Wege erspart, die der allgemeinen Versorgung dienen. Die Schwester, die schon im Dienstzimmer den Wunsch des Patienten erfahren hat, entscheidet selbst, ob gewisse Wege auch vom Küchenpersonal oder anderen Stationsmitarbeitern erledigt werden können. Die Übermittlung von Aufträgen an Patienten (Röntgenabteilung oder Laboratorien sollen aufgesucht werden) ist ohne Laufwege möglich. Für den *Nachtbetrieb* können die Rufe aller Stationen auf *eine* Station umgeschaltet werden. Die Nachtschwester empfängt dann sämtliche Rufe in einem Dienstzimmer. Damit wird die Versorgung auch bei unzureichender Personalbesetzung gewährleistet. (Abb. S. 36)

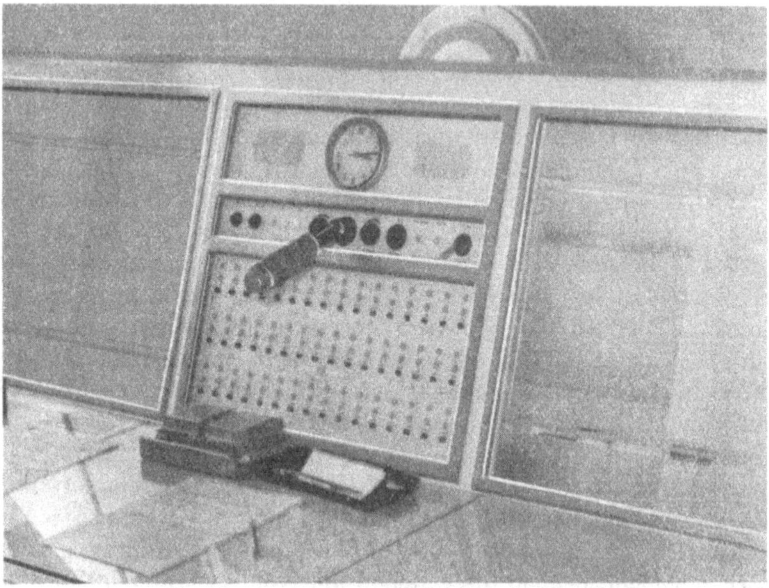

Abb. 4. Schalttafel im Schwesterndienstzimmer (Foto Benne)

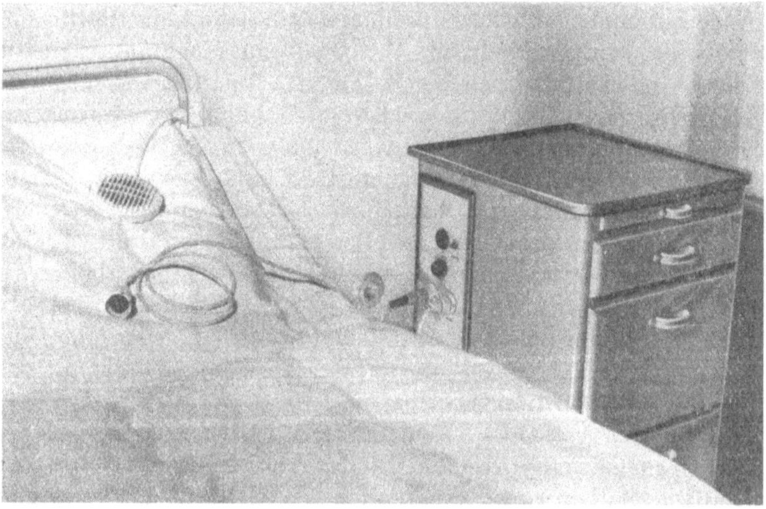

Abb. 5. Schalttafel am Nachttisch (Foto Benne)

Rohrpost

Sehr viel Zeit nimmt auch die Übermittlung schriftlicher Nachrichten und Krankenunterlagen innerhalb des Krankenhauses ein. Ein reger Verkehr belastet das Personal und die Arbeitsorganisation der verschiedenen Abteilungen, und Lärm, ein negativer Faktor im Krankenhaus, erfüllt die Flure und stört die Patienten. Der Nachrichtenverkehr spielt sich zwischen allen Arbeitsgruppen eines Krankenhauses ab, z. B. zwischen Stationen, Laboren, Röntgenabteilung, Apotheke, Lager, Küche, Werkstätten usw. Die Rohrpost dagegen erledigt den Transport von ärztlichen Unterlagen, Röntgenfilmen, Untersuchungsmaterial usw. reibungslos und zuverlässig. Außerdem wird unnötiger Lärm vermieden. Der Einbau von *Rohrpostanlagen* findet wohl in erster Linie wegen der hohen Anschaffungskosten Widerstand. Dem möchten wir jedoch folgendes Beispiel entgegenhalten. Unter Zugrundelegung von 400 Botenstunden im Monat (oft werden heute noch Schwestern für Laufwege eingesetzt) in einer Klinik mit 200—300 Betten summiert sich die Ausgabe in 50 Jahren auf 300000 DM Gehalt bei einem Stundenlohn von 1,25 DM. Die Kosten einer Rohrpostanlage liegen bei 100000—120000 DM. Diese Überlegungen zeigen, daß es sich beim Einbau einer Rohrpostanlage nicht um unnötigen Luxus, sondern um eine wirtschaftlich notwendige Maßnahme handelt, die beim Neubau eines Krankenhauses unbedingt berücksichtigt werden sollte.

Speisentransport

Die tablettschleppenden Stationshilfskräfte (oft sind es auch Schwestern), die die lauwarmen, aufgewärmten Speisen zu den Patienten bringen, sind überall bekannt. Eine schwedische Arbeitsstudie [15], S. 85ff., über dieses Problem ergab, daß die Ausgabezeiten verkürzt und die Speisen wie gewünscht in heißem Zustand ausgeteilt werden können, wenn geschlossene *Speisetransportwagen, möglichst beheizbar*, eingesetzt werden. Die Rahmenkrankenhausordnung der DDR [29] trägt dieser Tatsache Rechnung und weist darauf hin, daß der Faktor „Verpflegung“ (Teil D, Abschn. 3) für die Genesung der Patienten nicht unterschätzt werden darf und daß darum Art und Zeit der Ausgabe und die Temperatur der verabreichten Speisen von Bedeutung sind. Wir haben deshalb heizbare Speisetransportwagen entwickelt und eingesetzt. Es ist sicher, daß nach gewisser Einarbeitung des Personals über die allgemeine Wertverbesserung des Essens hinaus auch Zeit eingespart wird (Abb. 6, S. 38).

Material-transport

Im Krankenhaus wird noch vieles getragen, was gefahren werden könnte. Auch die Krankenakten könnte in einem kleinen, speziell dafür entwickelten, fahrbaren Schränkchen aufbewahrt werden,

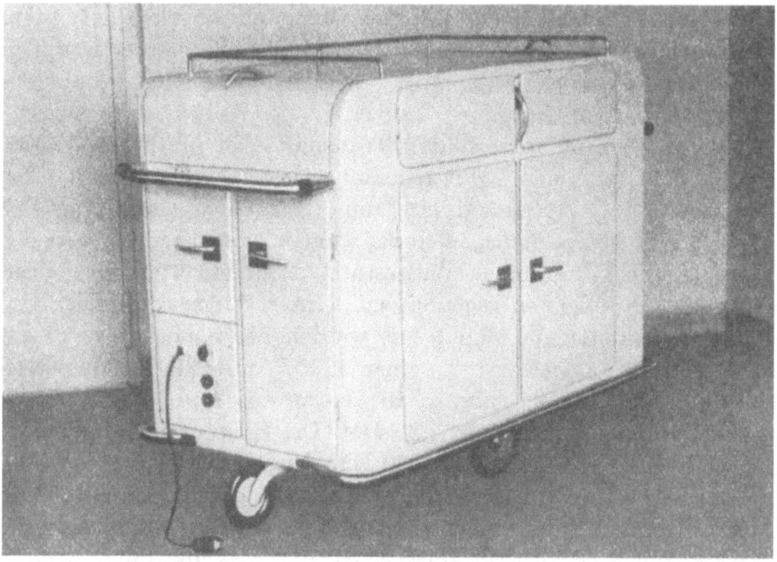

Abb. 6. Heizbarer Speisetransportwagen für 45 Patienten (Foto Benne)

um während der Visiten die gesamten Unterlagen mitführen zu können, ohne daß durch Umhertragen loser Unterlagen die Visite erschwert oder durch vergessene Unterlagen verzögert wird. Das Transportieren von Uringläsern, das Einsammeln und Verteilen von Wäsche auf den Stationen, das Tragen von Matrazen erfordert viel unnötigen Kraftaufwand und kann durch entsprechend fahrbare Transportgeräte erleichtert werden. Diese Dinge sind nicht sehr kostspielig, ersparen aber viel Mühe, Kraftaufwand und nicht zuletzt Zeit (Abb. 7, S. 39).

Vollautomatisierte Reinigung

Wie primitiv häufig die gegenwärtige Bewirtschaftung noch ist, läßt sich am besten daraus erkennen, daß die Schwester noch heute, wie vermutlich auch vor hundert Jahren, das Steckbecken in ein offenes Becken entleert und dieses manuell mit einer Bürste säubert. Zwar dürfen wir einer Schwester diese Arbeit zumuten, aber wenn wir sie ihr ersparen könnten, wäre das gewiß von Vorteil. Deshalb ist es unsere Pflicht, die Voraussetzungen dafür zu schaffen. Steck-

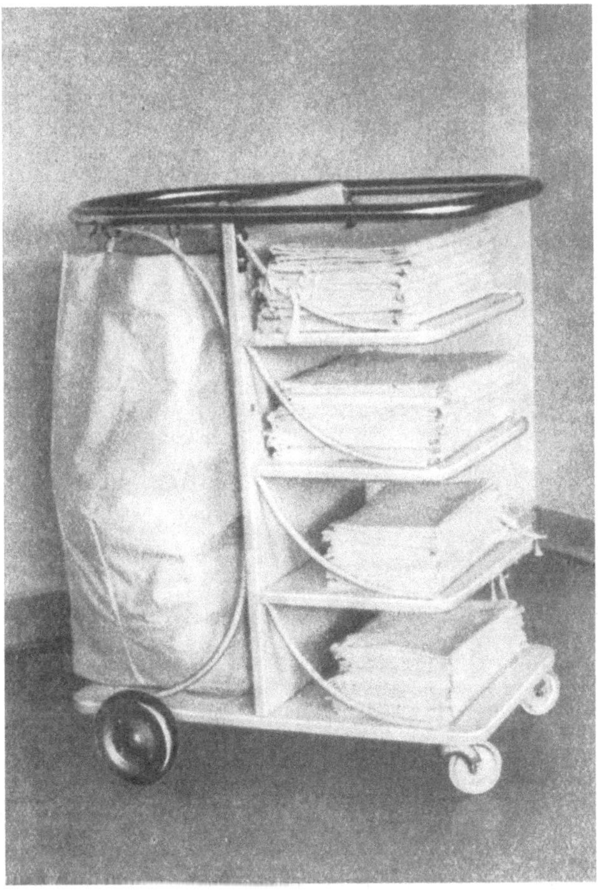

Abb. 7. Wäschetransportwagen für die Station (Foto Benne)

beckenspülapparate, bei denen das Steckbecken automatisch entleert und gesäubert wird, müssen eine Selbstverständlichkeit im Krankenhaus werden (Abb. 8, S. 40).

Auf den Stationen begegnen uns immer wieder Stationsgehilfinnen beim manuellen Einwachsen der Fußböden. Es wird über haupt ein viel zu großer Teil der Grundreinigungsarbeiten manuell verrichtet. Das Fegen sollte aus hygienischen Gründen in Krankenhäusern ganz untersagt werden. Kombinierte Maschinen zum Kehren, Schrubben, Wachsen und Bohnern des Fußbodens sind keine technischen Wunderwerke und müssen zum Inventar des

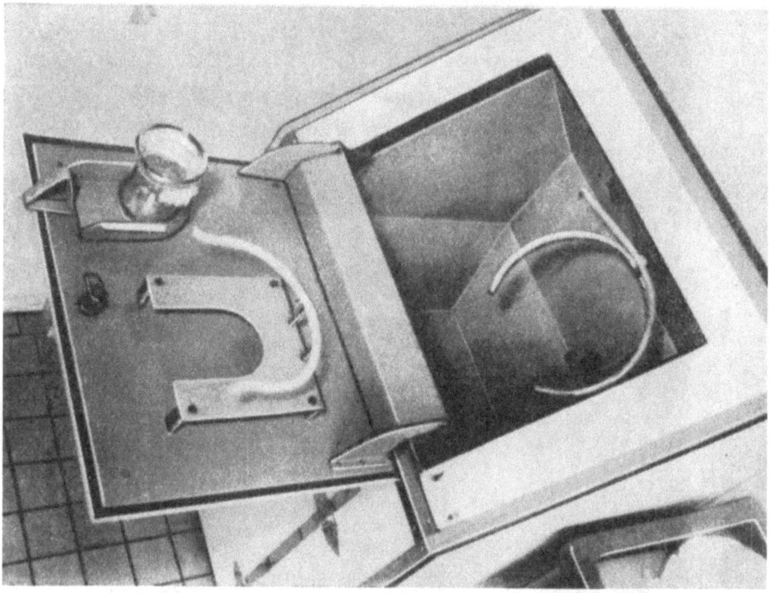

Abb. 8. Steckbeckenspülapparat (Foto Benne)

Krankenhauses gehören. In größeren Krankenhäusern (z. B. in den USA) haben bestimmte Arbeitsgruppen die Aufgabe, die Grobreinigung im ganzen Hause durchzuführen. Diese Arbeitsgruppen können dann mit kostspieligen vollautomatischen Maschinen ausgerüstet werden, um den wirtschaftlichen Erfolg zu garantieren.

Zur Verbesserung des rationellen Arbeitseinsatzes der Mitarbeiter sind Diktaphone zur Auslastung der Sekretärinnen unbedingt notwendig, ganz gleich, ob sie in der Verwaltung, auf der Station oder in der Röntgenabteilung tätig sind. Sie ersparen Stenogramme und binden den Diktierenden wie auch den Schreibenden nicht an Ort und Zeit.

Nicht vergessen wollen wir die durch das Schild „Außer Betrieb“ in schlechter Erinnerung befindlichen und trotzdem so notwendigen Aufzüge. Personenaufzüge an den Verkehrsknotenpunkten bringen Patienten und Personal Erleichterung. Die Betten- und Lastenfahrstühle sollen weiter ihren eigentlichen Zwecken dienen. Optimal ist notwendigerweise 1 Bettenfahrstuhl für 60 Betten anzunehmen.

Optische oder akustische Rufanlagen, z. B. im Röntgen- oder im Poliklinikbetrieb, sind dringend notwendig und müssen größte Beachtung beim Neubau oder Umbau von Krankenhäusern finden.

Wenn die Wirtschaftsabteilungen eines Krankenhauses (Küche, Wäscherei und Heizung) kritisch betrachtet werden, ergeben sich ebenfalls Möglichkeiten, Zeit zu sparen, Material zu schonen und bei geringerem finanziellen Aufwand größere Wirtschaftlichkeit zu erzielen.

Die Entwicklung der Heizungsanlagen ist inzwischen weiter fortgeschritten. Die Radiatorenheizung ist wirtschaftlich und vom Standpunkt der Hygiene überholt. Eine bessere raumklimatische Wirkung wird durch Anwendung der Deckenstrahlungsheizung erzielt. Es handelt sich dabei um das Prinzip, Heizröhren durch die Decke des Raumes zu ziehen und diese mit Dampf oder Heißwasser zu beschicken. Dabei ist erwähnenswert, daß die Vorlauftemperatur bei —15° nur +45° zu betragen braucht. Die Radiatorenheizung verlangt bei gleicher Außentemperatur +90°. Unter Berücksichtigung örtlicher Temperaturen gibt nachfolgende Tabelle einen Vergleich der notwendigen Vorlauftemperaturen für die Deckenstrahlungsheizung und die Radiatorenheizung wieder. Heizungsfragen

Tab. 2. Vorlauftemperaturenvergleich für Deckenstrahlungs- und Radiatorenheizung

Außentemperatur	—15	—10	—5	±0	+5	+10
Vorlauftemperatur (in °) für						
Deckenstrahlungsheizung	45	42,5	39,5	35,5	30	22
Radiatorenheizung (Heißwasser)	90	80	70	65	60	50

nach BRADTKE (modifiziert)

Die nachweisbare Kostenersparnis, die ca. 15% [42], S. 55, gegenüber der Ausgabe für die Radiatorenheizung beträgt, dürfte in kurzer Zeit die eventuellen Mehrkosten der Anlage aufwiegen.

Die wirtschaftlichen Vorteile dürfen aber nicht immer ausschlaggebend sein. Vor allem wird der große Nachteil der trockenen Luft, der bei der Radiatorenheizung besteht, ausgeschaltet. Darüber hinaus ist die Raumausnutzung durch Wegfall der Heizkörper größer, und unnötige Staubablagerungsflächen werden vermieden.

Dieses System der Beheizung ist nicht neu. Schon die alten Römer kannten die Fußbodenheizung. Auch in Korea ist die Fußbodenheizung seit langer Zeit bekannt. Sie wird noch heute verwendet wie vor 1000 Jahren: Die Küche, etwa $^1/_2$ m tiefer liegend als die sich anreihenden Wohnräume, nimmt die Heizanlage in Form eines Herdes auf. Die Rauchkanäle führen unter dem Fußoden entlang und wärmen somit den Fußboden. Der Schornstein befindet sich an der der Küche entgegengesetzten Giebelseite.

BRADKE [2], S. 331, weist auf eine Wirtschaftlichkeitsuntersuchung von H. E. TEMPLE hin, die einen Kreis von 44 Krankenhäusern Englands umfaßte, die ganz oder teilweise mit Strahlungsheizungen versehen sind. Bemerkenswert ist, daß davon 42 zwischen 1926 und 1937 in Betrieb genommen wurden, woraus zu entnehmen ist, daß sich dieses Heizungssystem in England bewährt haben muß. Die Reparaturfrage fand im Rahmen der Untersuchung keine Beantwortung, weil Reparaturen bisher nicht auftraten.

Zum Heizungsproblem ist ferner zu sagen, daß in den letzten Jahren die *Ölheizung* in den Vordergrund getreten ist. Die Kosten hängen vom Transportweg ab. Die Einsparung fester Brennstoffe, eine wichtige volkswirtschaftliche Forderung, wird durch die Anwendung dieses Systems unterstützt. Die Lagerung des Öls in eventuell beheizten Behältern [22], S. 48, erfordert mehr Aufwand als die Lagerung von Kohle. Die Vorteile bestehen unbestritten in der sauberen Lagerung, der Verarbeitung und in dem geringen Rußrückstand. Weiterhin entfällt der Kohlentransport vom Lager bis zum Kessel und dadurch der körperliche Kraftaufwand. Diese Tatsache ist auch mit einer Einsparung von Personal verbunden. Außerdem sind Kohlenlager kein Schmuck des Krankenhausgeländes. Hygienische Gesichtspunkte sowie die Perspektive der volkswirtschaftlichen Entwicklung stimmen darin überein, Heizöl oder Gas zu verwenden. Die elektrische Heizung wurde schon von RUPPRL [8], S. 420, als Heizung der Zukunft bezeichnet. Technische Vorkehrungen, die das Aufspeichern *außerhalb* der Spitzenzeiten (nachts) ermöglichen, würden den größeren Aufwand gegenüber anderen Energiearten vermindern, wenn nicht sogar angleichen.

Jedoch sollte nicht allein das wirtschaftliche, besser gesagt das finanzielle Moment ausschlaggebend sein, denn wir haben auch unseren Mitarbeitern gegenüber die Pflicht, durch Anwendung technischer Neuerungen den Aufwand an körperlicher Arbeitskraft zu mindern und ihnen mehr Freude an der Arbeit durch einen sauberen Arbeitsplatz, der sich auch sauber erhalten läßt, zu geben.

Technisierung der Wirtschaftsanlagen

Über die anderen Wirtschaftseinrichtungen seien hier nur einige Hinweise gegeben. Der Aufwand an finanziellen Mitteln für die Beköstigung der Patienten beträgt ungefähr 10 bis 15% der Gesamtausgaben. Die Rationalisierung, die Technisierung kann auch hier arbeitserleichternd, material- und zeitsparend wirken. Das Tablettsystem — die Einzelportionen werden bereits in der Kochküche zusammengestellt — läßt sogar das *Fließband* in der Küche zu. Dieses System fordert aber eine sehr ausgeklügelte Organisation, darum wäre es Aufgabe von Berufenen, sich damit näher zu befassen.

Die *moderne Wäscherei* vermag einen großen Teil des Krankenhausvermögens zu erhalten, wenn die neuzeitlichen Erkenntnisse angewendet werden. Von entscheidender Bedeutung ist die Verwendung von *enthärtetem Wasser*; entsprechende technische Anlagen können leicht nachträglich eingebaut werden. Die veralteten Maschinen fressen die Wäsche. Der Einsatz von Gegenstrom-Waschanlagen, die nachweislich eine Einsparung von ca. 50% an Wasser, Energie und Waschmitteln bei gleicher Leistung garantieren, ist volkswirtschaftlich von außerordentlicher Bedeutung.

Die *Vollautomatisierung der einzelnen Waschgänge*, z. B. Vorwaschen, Waschen und Spülen erspart nicht nur Arbeitskräfte, sondern sichert auch die Einhaltung vorgeschriebener und zeitlich genau geteilter Arbeitsgänge. Die Bedienung der Maschine erfolgt durch eine gelochte Waschprogrammkarte, die die notwendigen Arbeitsvorgänge elektrisch steuert. Die minutiöse Einhaltung der Waschvorgänge und die Verwendung genau temperierter und bemessener Wassermengen verhelfen schon allein zu einem größeren Erfolg. Der Wegfall von vielen hunderten Handgriffen erleichtert wesentlich die Arbeit des Wäschereipersonals. — (Der Bau von

Wäschereien sollte unter Berücksichtigung der Wirtschaftlichkeit erfolgen. Regionale Zusammenfassung von Benutzern, um an zentraler Stelle eine entsprechend dimensionierte Einrichtung zu schaffen, ist im wirtschaftlichen Interesse erforderlich. Die Bestückung der zentralen Wäschereien mit modernsten Einrichtungen garantiert eine hohe Wirtschaftlichkeit.)

Die *Benutzung von Vormeßbehältern* durch nachträglichen Anbau an bereits vorhandene Waschmaschinen verkürzt die Waschgangsdauer durch schnelleres Einfüllen. Dieser Effekt wird noch dadurch erhöht, daß das gespeicherte Wasser bereits im Vormeßbehälter auf entsprechende Temperatur gebracht wird.

Große Trommeln zerren die Wäsche mehr als kleine. Die Wäschekontrollstreifen geben nur Auskunft über die Waschlaugengüte und über die Einhaltung der richtigen Reinigungstechnik, sie sagen aber nichts über die tatsächliche Zerreißbelastung im Waschgang aus. Kleine Maschinen erfordern einen höheren Energieaufwand als große. Dieser Mehraufwand sagt jedoch nichts über die Wirtschaftlichkeit aus, wenn nicht die Lebensdauer des Waschgutes zum Vergleich herangezogen wird. Auch hier darf Wirtschaftlichkeit des Betriebes und volkswirtschaftlicher Nutzen nur im Zusammenhang gesehen werden. Die Sparsamkeit rächt sich, wenn sie nur aus *einem* Blickwinkel beurteilt wird. — An dieser Stelle erscheint es notwendig, auf die Wäscheausstattung selbst hinzuweisen. Es ist nicht neu, wenn WILMSEN [44], S. 203, rät, mindestens eine dreifache Wäscheausstattung anzustreben, damit das Gewebe zwischen den einzelnen Wäschen und der Benutzung Zeit zur Erholung findet, wodurch nachweislich die Festigkeit des Gewebes wieder ansteigt. Außerdem bleibt mehr Zeit für die Ausbesserung. Die dadurch erreichte längere Lebensdauer der Wäsche rechtfertigt einen entsprechend großen Wäschebestand.

Zentralisierung und Rationalisierung medizinisch-technischer Arbeiten und Anlagen

Die technischen Einrichtungen in Verbindung mit neuen Organisationsformen ermöglichen es, die Wirtschaftlichkeit der Wirtschaftseinrichtungen und auch des medizinisch-technischen Dienstes zu erhöhen. Eigene Beobachtungen, daß die Tätigkeit des Pflegepersonals nicht immer den pflegerischen Aufgaben dient, haben Anlaß gegeben, durch Einsatz technischer Mittel einige Änderungen zu treffen.

Zum Beispiel der Zeitaufwand für das *Zuschneiden von Verbandsmitteln* (Mull und Zellstoff) im Operationssaal und auf den Stationen unserer Klinik belief sich für jede Verbrauchergruppe auf ungefähr 1 Stunde täglich. Abgesehen vom apparativen Aufwand (elektrische Handschneidemaschinen) und dem Zeitaufwand des Pflegepersonals für diese Arbeiten ist der Aufwand an Mull und Zellstoff durch Verwendung von wenigen Größen dieses Materials bedeutend gewesen. Durch Einsatz einer Schneiderei-Zuschneidemaschine (Bandmesser, Gebrauchtpreis 350 DM) ist der wöchentliche Zeitanteil von etwa 60 Stunden für alle Verbrauchergruppen auf 3 Stunden gesenkt worden. Die Arbeit wird von einer Hilfskraft nebenbei durchgeführt. Der Materialverbrauch ist gesunken.

In der Näherei und Plätterei wurde als Zeitaufwand für das Annähen von Knöpfen täglich 180 Minuten ermittelt. An diesem Zeitaufwand waren 5 Mitarbeiter der Wäscherei beteiligt. Der Einsatz einer Knopfannähmaschine (2fach und 4fach, Gebrauchtpreis 350 DM) machte es möglich, nur *einen* Mitarbeiter zeitweise für diese Arbeit einzusetzen. Der Zeitaufwand beträgt jetzt täglich nur 20 Minuten.

Diese Hinweise sollen auch demonstrieren, daß die Rationalisierung nicht immer größere Investitionen erfordert.

Von außerordentlicher Bedeutung ist auf technischem Gebiet die *Zentralisierung der Sauerstoffversorgung für Operationssäle und Stationen.* Der Vorteil liegt unbestritten in der größeren Sicherheit (keine Sauerstoff-Flaschen auf den Stationen, Verringerung der Explosionsmöglichkeit durch sachgemäße Behandlung der Flaschen durch wenige Mitarbeiter), der Vereinfachung des Stationsbetriebes (Wandzapfhähne befinden sich in den Krankenzimmern, dadurch wird unnötiger Transport von Geräten vermieden) und in der Rationalisierung der Versorgung durch Transportverminderung und Wartungsvereinfachung. Der gleichmäßige Abfluß von Sauerstoff erspart gegenüber der Verwendung von Einzelgeräten (der Sauerstoffabfluß muß ständig kontrolliert und nachgeregelt werden) Arbeitszeit.

Ähnlich der zentralen Registrierung von Elektronencephalo- und Elektrokardiogrammen (in dem Institut für cortico-viscerale Pathologie und Therapie, Berlin-Buch, befindet sich an jedem Krankenbett ein Anschluß; registriert wird über ein entsprechendes Tableau, das sich in einem besonderen, mit allen Hilfsmitteln ausgestatteten Raum befindet) kann auch die *zentrale Registrierung von Körpertemperatur und Puls* technisch vorgenommen werden, um den Anteil lebendiger Arbeit zu reduzieren. GROBER, [17] S. 613ff., weist für das Temperaturmessen und Pulsen auf einer mit 30 Patienten belegten Station etwa 7 bis 8 Arbeitsstunden täglich, also die Leistungen einer Krankenschwester, nach.

Ständig in Aggregaten *warmgehaltene Wärmflaschen* (Bürgerspital Basel) aus Metall mit wärmespeichender Spezialfüllung können Zeit und Arbeit sparen.

Der Einsatz von *Automaten in den Laboratorien*, z. B. Autotechnica (Histologie), Hämoskopen (Hämatologie) usw., stellt erst einen Anfang in der Technisierung und Automatisierung der Laboratorien dar.

Weiterhin werden *Diktaphone*, die mit automatischen Schreibmaschinen gekoppelt werden, vorgeschlagen, um ohne Schreibkräfte schriftliche Unterlagen anzufertigen [17], S. 613ff.

Auch im Krankenhaus werden in Zukunft *Rolltreppen*, *Paternoster* und *Laufbänder* zur Überbrückung von Laufwegen und zum Transport von Untersuchungsmaterial, schriftlichen Unterlagen und allem Verbrauchsmaterial Verwendung finden.

Die *drahtlose Übertragung von Untersuchungsergebnissen* durch elektrische Impulse ist über Versuchsstadien hinaus. Der transportable Sender, das Untersuchungsgerät überträgt auf den stationären Empfänger (Registriergerät) mittels elektrischer Impulse das Ergebnis und registriert dieses [12], S. 1416ff.

Für die Zukunft zeichnet sich deutlich die Änderung ab, daß nicht mehr der Patient bewegt wird, sondern ein Teilgerät der medizinischen Apparatur. Das elektrische Gehirn der Station oder des Krankenhauses ist keine Utopie, sondern nur noch eine Frage der Zeit.

Der Einbau von Thermoelementen zur *automatischen Steuerung von wärmebedingten technischen Anlagen* (Heizung, Feuermeldeanlagen, Wärmeaggregaten usw.) oder Optikregelelementen für die *automatische Inbetriebsetzung* von Transporteinrichtungen, zur Türbedienung, zum Ein- und Ausschalten von Beleuchtungen usw. ist in Zukunft unerläßlich.

Das Industrie*fernsehen* wird nicht auf den Operationssaal des Krankenhauses beschränkt bleiben, sondern als Übersichts- und Kontrolleinrichtung in den technischen und medizinisch-technischen Einrichtungen des Krankenhauses Verwendung finden.

Zentrale optische Kontrolleinrichtungen für Transportanlagen, Maschinen, Geräte und Apparate im gesamten Krankenhaus werden übersichtlich die Einsatzfähigkeit beim Betriebsingenieur anzeigen und das Ausfallen automatisch melden. Unzeitgemäß laufende Anlagen usw. werden abgestellt, und somit kann Schaden oder unnötiger Material- und Energieaufwand vermieden werden.

Auch in Verwaltung hilft die Technik, die Arbeit zu erleichtern. Elektrische Schreibmaschinen, Buchungsmaschinen, die Einrichtung und die Benutzung des maschinell bedingten Hollerithsystems sind für die modernen Verwaltungen unabdingbar.

Daß die Technik nicht eine Last, sondern ein Hilfsmittel zur *Entlastung des Menschen* wird, ist eine Frage der *Funktionstüchtigkeit* der technischen Einrichtungen und der Einstellung der Mitarbeiter zur Technik. Technik und Krankenhaus sind in Zukunft in gemeinsamer Entwicklung eng miteinander verbunden. Die Technik wird auch dem Krankenhaus helfen, die gestellten Aufgaben rationeller und mit zweckentsprechenden Mitteln zu lösen. Die Technik wird weiterhin durch die Qualifizierung der Arbeitsplätze dazu beitragen, den noch heute in der Ausbildung Stehenden zukünftig einen zeitgerechten, modernen Arbeitsplatz zu bieten. Die technikbedingte Wirtschaftsform des Krankenhauses wird der Gesellschaft dann nur die finanziellen Lasten auferlegen, die in Abstimmung zwischen Investitions- und Betriebskosten volkswirtschaftlich und betriebswirtschaftlich begründet sind.

Nichtärztliche Behandlungsfaktoren im Krankenhaus

Um den Menschen in seiner Ganzheit behandeln zu können, sind nicht nur die Kenntnis der technischen Notwendigkeiten erforderlich, sondern es müssen auch die *psychologischen Forderungen*, die der Patient und das Personal an das heutige Krankenhaus stellen, bekannt sein. Diese Forderungen müssen in Zukunft beim Bau und auch beim Umbau von Behandlungseinrichtungen und ihrer Ausgestaltung berücksichtigt werden. Die nichtärztlichen Behandlungsfaktoren können in ihrer Anwendung helfen, den Ring der optimalen Versorgung der Patienten zu schließen. Es handelt sich um Faktoren, die am Rande der eigentlichen Aufgaben von Arzt, Schwester und Verwaltung liegen, und somit leicht vergessen werden. Sie sollen an dieser Stelle in den Mittelpunkt unserer Betrachtungen gerückt werden.

Die PAWLOWschen Erkenntnisse über die große Bedeutung des Umwelteinflusses auf das Leben des Menschen haben sich Bahn gebrochen. Diese Einstellung hat auch in der Rahmenkrankenhausordnung [29], S. 37, ihren Niederschlag gefunden:

„Für das Wohlbefinden der Patienten ist eine behagliche Umgebung von Bedeutung. Die Krankenzimmer und Aufenthaltsräume sollen deshalb wohnlich und freundlich eingerichtet werden.

Die Leitung soll gemeinsam mit der Belegschaft unter Entwicklung eigener Initiative bestrebt sein, die Räume des Krankenhauses und seine unmittelbare Umgebung ständig zu verschönern. Das kann z. B. durch die Anlage von Grünflächen und Blumenbeeten im Garten des Krankenhauses, die Einrichtung von Leseecken und Aufenthaltsräumen usw. geschehen. Auch geeignete Bilder und farbige Gestaltung der Patientenräume tragen dazu bei, die Behaglichkeit zu erhöhen.“

Form und Farben des Hauses, des Raumes und der Einrichtung, der Umgangston zwischen dem Personal selbst und zwischen Personal und Patienten, kulturelle Darbietungen, Beköstigung und Bekleidung des Patienten im Krankenhaus sowie alle anderen unter dem Begriff „Bequemlichkeit des Patienten" zusammenfaßbaren Faktoren üben auf den Patienten einen Einfluß von nicht zu unterschätzender Bedeutung aus. Diese Erkenntnis ist nicht neu; ihre Berücksichtigung und Anwendung werden jedoch oft vernachlässigt.

Es ist wichtig, daß der Patient schon beim Anblick des Krankenhauses und seiner Umgebung *Vertrauen* gewinnt. Ein guter Eindruck ist durch spätere Enttäuschungen häufig schwerer zu erschüttern, als sich ein anfangs schlechter Eindruck durch bessere Erfahrungen ändern läßt. Eine freundliche, kultivierte Umgebung gewinnt den Patienten, macht ihn für die Behandlung aufgeschlossener, gibt ihm Vertrauen und die Hoffnung, Mittelpunkt und nicht Mittel zum Zweck zu sein. Er soll fühlen, daß dies ein Heim für Kranke und nicht eine Anstalt im negativen Sinne ist. Diese Reaktion des Patienten muß man berücksichtigen. Deshalb soll versucht werden, Forderungen dieser Art innerhalb der gegebenen Möglichkeiten Rechnung zu tragen.

FRIELING [11], S. 87ff., faßt die Forderungen des Patienten hinsichtlich der Umgebungsgestaltung folgendermaßen zusammen:

„1. Der Kranke bedarf einer Umwelt, die ihn nicht ständig an Krankheit erinnert.

2. Der Kranke soll sich nicht als Nummer oder Versuchskaninchen fühlen; er will und muß Mensch sein, auch wenn er z. B. in einem großen Saal liegt.

3. Der Kranke muß auch dann, wenn er körperlich behindert ist, den Kontakt zur Natur draußen nicht verlieren, die ihm in Gestalt von Blumen gewissermaßen ins Zimmer gebracht werden soll.

4. Der Kranke soll, wenn er rasch genesen will, einen Willen zur Genesung bekunden und nicht in Selbstmordstimmung verfallen. Dieser Wille zur Genesung kann nicht befohlen werden, sondern er muß aus einer Gemütsstimmung kommen."

Bei der Gestaltung der Umgebung spielt die Farbe eine große Rolle. Farbgestaltung im Krankenhaus

GOETHE [14], S. 184, beschreibt das Bedürfnis des Menschen nach Farbe treffend: „Die Menschen empfinden im allgemeinen eine große Freude an der Farbe. Das Auge bedarf ihrer, wie es des Lichtes bedarf."

In unserer Klinik ist versucht worden, den so stiefmütterlich behandelten Farben wieder zu ihrem Recht zu verhelfen. Mag es viele Theorien über Farbkombinationen geben, über die Wirkung der Farben sind sich alle Vertreter der einzelnen Farbtheorien einig. Bei der Durchführung der uns selbst gestellten Aufgaben haben wir keineswegs an einem System festgehalten, wie z. B. OSTWALD, FRIELING, WILSON u. a., sondern jeweils von Fall zu Fall die Anwendung bestimmt. Dabei war es wichtig, sich mit den Eigenschaften und den *Wirkungen der Farben auf den Menschen* zu befassen.

Man braucht nicht viel von Farben zu verstehen, um zu fühlen, daß ein trüber Tag uns trübe, ja sogar passiv stimmen kann. RAABE sagt so treffend in seinem Roman „Die Leute aus dem Walde": „Und der Novemberregen kam herunter, als habe der Himmel den Schnupfen. Sehr viel guter Humor löste sich in mürrisches Hinbrüten und ärgerliches Gebrumm auf. Die Unliebenswürdigkeiten waren an diesem ungesegneten Tage noch einmal so unliebenswürdig als gewöhnlich. Das Wetter war wie ein Probierstein, auf welchem jede Anlage zu Liebenswürdigkeit geprüft und abgezogen wurde."

Oft wird sogar von einem Selbstmörderwetter gesprochen. — Ein Frühlings- oder Sommertag dagegen stimmt in seiner Farbenfreude froh und mutig. Man sagt oft, daß dieses oder jenes Geschehen wie ein Sonnenstrahl erscheint. — Wie symbolisch ist schon allein die Frühjahrsmode der Frauen in ihrer Farbenfreudigkeit, ein Ausdruck der Liebe zum Leben und zum Sein. Man schmückt sich, um das Wohlbefinden nach außen zu demonstrieren. Man ist von Formen und Farben viel abhängiger, als man oft wahrhaben will. Ein Werkzeug kann durch Griffigkeit zur Benutzung anregen, ein Sessel durch seine Form und Farbe zum Sitzen einladen; er lädt zum Nisten ein. Die Farbe kann auch zur Ordnung anhalten, kann Vorsicht gebieten, kann zur Reinlichkeit auffordern (z. B. Wege begrenzen, Abstellflächen bezeichnen, geöffnete Getriebekästen bei Maschinen mit umlaufenden Teilen auffällig machen, Straßenverkehrsreglung vornehmen usw.); sie kann niederdrücken und erheben; sie kann Frohsinn oder Trauer verbreiten, kann Sammlung oder Ablenkung vermitteln.

Falsch kombinierte und falsch angewendete Farben können das Gegenteil des Gewollten erzielen. Man wird auch Buntheit (ungeordnete Farbwirkung) wegen der Disharmonie ablehnen. Jede Farbe ruft durch ihren *Ton*, ihre *Helligkeit* und ihre *Sättigung* bestimmte Wirkungen beim Menschen hervor. Jede Farbe weckt entsprechend ihrem Charakter bestimmte Gefühle und Vorstellungen beim Menschen. Als bevorzugte Farben werden in einem Test blau, rot, grün, gelb, braun, violett, orange, grau, rosa, gelbgrün, grünblau, rotviolett, schwarz und zuletzt weiß genannt [11],S. 87ff. Die Reihenfolge ist natürlich individuell verschieden. Die Krankenhäuser sind aber trotzdem noch überwiegend weiß gestaltet.

Der früher zum Tünchen des Krankensaales verwendete Weißkalk hatte den Sinn, bakterientötend zu wirken! Die heutige Hygiene hat mit allen ihr zur Verfügung stehenden Möglichkeiten diese Aufgabe übernommen. (Erst der *Farbkontrast* bringt die Einzelfarbe richtig zur Geltung. Einfarbige Räume sprechen nicht an.) Weiße Wände sind tot, kalt, wesenlos.

Auch Blumen und Pflanzen im Raum, die allein die Natur im Krankenhaus ersetzen, ändern im großen und ganzen nichts daran. Die Anwendung der Farbe ermöglicht uns aber, Naturstimmung zu vermitteln, die der Patient immer als Symbolisierung des Lebens ansehen wird. Ein farbenfreudiges Kleid unserer Krankenhäuser kann dem Kranken den Aufenthalt angenehmer, erträglicher und vor allen Dingen hoffnungsvoller gestalten. Das Äußere und Innere eines Krankenhauses darf nicht durch die nüchterne Weiße bei dem Patienten den Eindruck erwecken, als ob er aus allem bisherigen Erleben herausgerissen würde und von der Allgemeinheit abgesondert und isoliert wäre. Wir gestalten unsere Wohnungen und unsere Umwelt nicht so unpersönlich, wie es zum größten Teil noch heute in den Krankenhäusern geschieht. Zweckmäßiges braucht nicht nüchtern zu sein. Die *Hygiene* wird nicht vernachlässigt, wenn farbige, abwaschbare Stoffe für Stühle und Polster, für Gardinen und Läufer verwendet werden. Auch die Nachttische, Betten, Tische und Stühle im Krankenhaus können neben ihrer Zweckmäßigkeit formschön und farbig sein. Sie sollten nicht nur Zweckmöbel sein, sondern auch den Raum verschönern und formen. Linoleum, Fliesen und Plaste gibt es in vielfältigen Farben, so daß der Gestaltungsfreude kaum Grenzen gesetzt sind.

Die Wirkung einer farbig gestalteten Umgebung, sei sie künstlich oder natürlich, wird unbewußt vom Menschen gefühlt. Das Kennen der einzelnen Farbwirkungen, um durch *Farbkombinationen* einen bestimmten Einfluß zu erzielen, erfordert ein eingehendes Studium. Bei der praktischen Anwendung ist nicht nur der gute Wille des Fordernden ausschlaggebend, sondern das Können des Praktikers, des Malers. Bei Malern besteht häufig eine Farbenangst. Es ist verständlich, daß nur das, was geübt, beherrscht wird. Selbst der Maler, der eigentliche Träger der Farbflächengestaltung, muß neu lernen.

Nachstehend einiges über die *psychologische Wirkung verschiedener Farben.* Uns erscheinen Farben als hell-dunkel, kalt-warm, leicht-schwer, aktiv-passiv, naß-trocken, beruhigend-erregend, sphärisch-erdig, bescheiden-anspruchsvoll usw. Ein Seeblau wirkt nie warm, ein Erdbraun nie sphärisch, ein Himmelblau nie schwer, ein Sonnengelb nie naß, ein Orange nie passiv usw. Wir können also schon gewisse Farbtöne, die die von uns gesuchten Eigenschaften haben, berücksichtigen z. B. helle, leichte, beruhigende usw. Farben; andere Farben, die z. B. schwer, dunkel, erregend, erdig, anspruchsvoll wirken, können wir aussondern. Ein beruhigendes heiteres Lindgrün, ein frisch wirkendes Himmelblau, ein Sonnengelb, ein helles Sandfarben, auch ein Hellgrau, das oft angenehm vermittelt, stark aufgehellt auch Koralle, Lila, Orangerot, Olivgrün, eigentlich alle übrigen Farben können Verwendung finden, sie dürfen nur nicht dunkel und zu sehr gesättigt sein. Das Weiß wird in Toiletten und Bädern, in Waschküchen und Kochküchen als Deckenfarbe weiter Verwendung finden.

Dunkle, kalte Farben sind wegen ihrer herabziehenden, sehr bedrückenden Schwere abzulehnen, stark gesättigte, warme Farben wegen ihrer hohen, beunruhigenden Intensität. Diese können nur für kleinste Flächen verwendet werden (Tupfen, Schrankknöpfe u. a.). Auf größeren Flächen, und diese überwiegen bei der Gestaltung, wirken erstere bleiern, erdrückend, tot, letztere erregend, verwirrend, unerträglich.

Durch eine einfache *Addition* von Farbeigenschaften wird keine wirkliche Gestaltung erreicht. Die Farben und ihre wirklichen Erscheinungsformen werden erst beim Setzen der Gegenfarben erkannt. Sie entstehen durch den *Nachkontrast,* eine Erscheinung, die durch scharfes Fixieren einer farbigen Fläche und nachträgliches Empfinden beim Blick auf eine weiße oder schwarze Fläche entsteht. Diese *Komplementärfarben*, in ein gewisses Verhältnis gesetzt, ergeben ein neutrales Grau. Bei der Gestaltung spielen die *Kompensationsfarben* (nicht zu verwechseln mit den Komplementärfarben) eine entscheidende Rolle. Sie geben die Möglichkeit, die sonst ermüdende Einfarbigkeit bei Blau durch Gelbrot, bei Rot durch Grün usw. harmonisch zu ergänzen. Wie relativ die aus dem Zusammenhang herausgenommene Farbe wirkt, ist daran zu erkennen, daß der gleiche Farbton bei Veränderung des farbigen Umfeldes verschieden erscheint. Ein dunkles Grün wirkt relativ heller als sonst, wenn ein noch dunkleres dagegengesetzt wird. Werden nun aber verschiedene Farbtöne nebeneinandergesetzt, so erhalten sie ebenfalls nicht ihren ursprünglichen Charakter, besser ihren ursprünglichen Farbton. Sie beeinflussen sich gegenseitig, jeder versucht, dem anderen den Rang abzulaufen, ihn zu unterdrücken. Damit verändern sich die Farbtöne, so daß dadurch manche gute Absicht, mit Farben gestalterisch zu wirken, zunichte gemacht wird. Deshalb muß der Farbgestalter einmal über die *Intensität der Farbtöne* unterrichtet sein und zum anderen die *Umstimmung* eines Farbtones durch den Nachbarfarbton einkalkulieren können. Eine blaue Decke wird sonst grün oder violett erscheinen.

Die Umstimmung ist wiederum verschieden, je nachdem ob man zwei Farbtöne nebeneinander, im Winkel zueinander oder einander gegenüber setzt. Nebeneinander betonen und heben sie ihre Intensität; im falschen Verhältnis zueinander gebracht, entsteht ein nicht endenwollender Zweikampf, ein ermüdendes Spiel setzt ein. In ein richtiges Verhältnis gebracht, eventuell durch neutrale Farben wie hellgrau, elfenbein oder weiß getrennt, können sie ihre Aufgabe jedoch erfüllen. Die gleichen Farben im Winkel zueinandergesetzt (z. B. Flurwand und Flurdecke) verlieren ihre Intensität und vergrauen durch den Schlagschatten. Ihre eigentliche Wirkung werden sie dann behalten, wenn man sie gegenüberstellt (Wand gegen Wand, Boden gegen Decke).

Nicht unwichtig ist die *Reflexion der Farbflächen.* — Leimfarbenflächen reflektieren die Gegenfarbe nicht so wie Öl- oder Cirinefarbflächen. Doch nicht nur die Farbtöne können sich dabei verändern, auch ihre ursprüngliche Wärme oder Kälte, ihre Schwere oder Leichte können durch den Nachbarfarbton beeinflußt werden.

Je nach ihrer Intensität hat jede Farbe ihr Gewicht, ihre Durchschlagskraft. Ein reines Orange hat wohl die größte Wirkung. In großen Flächen ist es unerträglich. Vielleicht läßt sich im Zusammenhang mit der Farbsymbolik das Verständnis dafür gewinnen, daß die chinesischen Kaiser als einzige in ihrem Lande diese Farbe tragen durften. — Ein Lindgrün ist auf großen Flächen zu ertragen, es muß jedoch in Verbindung mit einer rothaltigen Farbe verwendet werden, um lebendig zu wirken. — Es muß immer wieder betont werden, daß es eine tote Regel für die Anwendung der Farben mit ihren so leicht wandelnden Eindrücken und Wirkungen nicht gibt und nicht geben kann. *De gustibus non est disputandum.* — Die raumgestaltende Wirkung der Farbe ist sehr vielseitig, sie kann den Eindruck der Proportionen des Raumes ändern, ergänzen. Hohe Räume mit dunklen Decken erscheinen niedriger und wohnlicher. Bei niedrigen Räumen können helle Decken den Raum höher erscheinen lassen. Den gewünschten Eindruck kann man auch erzielen, indem man bei niedrigen Räumen die Wandfarben in die Decke zieht, bei hohen Räumen die Deckenfarbe in die Wand. Große Räume werden durch dunkle Wände — unter dunklen Farben sind nicht etwa nur braun oder schwarz zu verstehen — optisch kleiner und umgekehrt kleine Räume durch helle Wände weiter. Lange Flure wirken z. B. bei dunkel getönten Stirnseiten — durch Grauhaltigkeit neblig erscheinend — kürzer.

Feuchten Räumen kann durch warme, trockene Farbtöne der Eindruck der Nässe genommen werden.

In heißen Räumen — Heizungsräumen und Bädern — kann durch kalte Farben — z. B. seegrün und hellblau — der Aufenthalt erträglicher gemacht werden. Bei der Gestaltung von Räumen scheint hier der Hinweis angebracht, daß gewisse Bedingungen einzuhalten sind, damit nicht beispielsweise Säulen, die ja etwas tragen sollen, hellblau oder ein Fensterkreuz, das nicht den Durchblick behindern soll, schwarz gestrichen werden. Der Anblick einer weißen Preßkohle, eines grünen Brotes oder blauer Schokolade würde ebenso verstimmen. Die Farbe muß auch die Funktion des Gegenstandes berücksichtigen.

Nicht uninteressant ist, daß die Farben gleichschwere Gewichte leichter oder schwerer erscheinen lassen. — Zeitspannen werden bei grünem Licht unterschätzt, bei rotem überschätzt. — Getestete Muskelreaktionen ergaben bei rotem Licht ein besseres Reaktionsvermögen als bei grünem. Dies ist insofern erstaunlich, als die Teste bei verbundenen Augen der Versuchsperson durchgeführt wurden [37], S. 149ff.

Die *Bedeutung des Lichtes*, vor allen Dingen des künstlichen Lichtes, muß hier erwähnt werden. Es spielt eine wichtige Rolle bei der farbigen Gestaltung. Farben verlieren ihren ursprünglichen Ton bei künstlichem Licht, je nach der Wärme oder Kälte des Lichttones, und ändern ihn oft in nichterwarteter Weise. Die Wichtigkeit dieses Faktors verdient es, von den Architekten mehr beachtet zu werden, um Tageslichtfarben soweit wie möglich auch bei künstlicher Beleuchtung zu erhalten.

Auf einige in der Literatur beschriebene *Wirkungen der Farben auf die Psyche des kranken wie auch gesunden Menschen* kann nicht verzichtet werden. Selbst wenn diese Mitteilungen spekulativ sein sollten, können sie erst dann abgelehnt werden, wenn das Gegenteil bewiesen worden ist.

„Eine Frau in Baltimore hatte chronische Beschwerden, für die keine richtige Diagnose zu stellen war, so genau ihre Ärzte sie auch untersuchten. Auf den Rat einer Freundin besuchte die Dame einen europäischen Badeort, dort wurde sie vollkommen gesund. Sie kam heim, und alsbald traten die gleichen Beschwerden wieder auf. Sie ließ sich das Heilquellenwasser kommen, aber es half nichts. Ein Zimmermädchen der Dame verließ den Posten nach kurzer Zeit. Als Grund gab es an, sie könne die abscheulichen Farben im Hause nicht ertragen. Der Arzt hörte zufällig diese Bemerkung, und das gab ihm eine Idee. Die Farben in diesem Haus waren übertrieben laut mit einer Menge Rot beigemischt. Der Arzt wandte sich an den Badeort und bekam die Antwort, man benütze hauptsächlich ein mildes Blau zur Zimmerdekoration. Er schlug vor, das Haus in Baltimore ebenso auszustatten. Das geschah, und die Beschwerden der Dame verschwanden.“ [32], S. 68.

„Einige Neurologen haben die Theorie aufgestellt, daß manche nervösen und neurotischen Beschwerden von Erwachsenen auf ihre Kindheit zurückgehen, als sie gezwungen waren, ständig ein häßliches Tapetenmuster oder eine Wandbemalung anzuschauen, wodurch Unruhe bis in ihren Schlaf hineingebracht wurde“ [32], S. 68.

„Prof. Alexander A. BOGOMOLETS weist in seinem Buch ‚Shian' hin, daß die Wirkung seines Anti-Reticular-Cytotoxin auf die Erneuerung der verbindenden Organgewebe bei einer Liegedauer des Patienten in grün gestrichenen, nicht aber grün tapezierten Räumen bei fast 800 Spezialisten bis zu 15 v. H. der Erfolgsdauer beschleunigt werden konnte. Dagegen sei eine Unterbringung von Kranken in rot ausgemalten Räumen von entschieden rückteiliger Wirkung gewesen."

„Prof. R. W. GERARD hat nun die leuchtenden, also die warmen Farben verwendet, um bei seinen Behandlungen mit Hormonpräparaten eine intensivere und vor allen Dingen schnellere Erfolgsstellung zu gewinnen. Mit mehr als 27000 Tests wurde in mehr als 16 Jahren Versuchsarbeit glatt erwiesen, daß auch die neuesten Heilpräparate, darunter das Penicillin und das Aureomycin, in besonderer Weise wirkten, wenn die Unterbringung der Kranken in farbenfreudig ausgemalten, mit warmen Farben dick aufgetragenen Bewandungen erfolgt."

„Es ist bemerkenswert, daß die Ärztekommission, die den König Georg VI. von England nach seiner Lungenoperation behandelte, dringlichst die Herstellung einer freien Wandfläche im Krankenraum forderte und diese Fläche in leuchtend roter Farbe mit violetten Ornamenten ausmalen ließen." [33], S. 399f.

Es gibt unzähliges Material in der Fachliteratur über angebliche *Heilungserfolge durch Farben*, so daß es notwendig scheint, sich ernster mit diesen Problemen zu beschäftigen.

Wenn man von einer Farbenklinik in Paris hört [37], S. 149ff., deren Leiter behauptet, allein durch die Einwirkung verschiedener Farbnuancen auf das Auge des Patienten viele Krankheiten, und nicht nur psychische, sondern auch solche somatischer Genese erfolgreich behandeln zu können, und zwar durch Bestrahlung des Patienten mit farbgefiltertem Licht, so stimmt uns das zumindest sehr vorsichtig. Dieser Skepsis muß aber der Wunsch folgen, den Gegenbeweis zu erbringen. Mit dem alleinigen Verneinen ist keinem geholfen, weder dem Zweifler noch dem Gläubigen.

Diese kurzen Hinweise auf die Farbgestaltung verfolgen nur den Zweck, einen Einblick in das Gebiet der farbigen Gestaltung und seiner Wirkung zu geben — ein Gebiet, welches für Interessierte aller Berufe viel Unerkanntes und Unverstandenes enthält —. Selbst wenn die Anwendung ausgewählter Farben für die Raumgestaltung in den Krankenhäusern keine materiellen Vorteile in Form von Leistungssteigerungen mit sich bringen sollte, so ist die Hebung des Wohlgefühls, des Geborgenseins, die persönlichere Atmosphäre der Patienten und eine innigere, persönlichere Bindung der Mitarbeiter an den Arbeitsplatz ein lohnendes Ziel, das die finanziellen Opfer rechtfertigt.

Beköstigung als Heilfaktor

Ein weiterer wesentlicher Faktor für das Wohlbefinden des Patienten ist die Art und Weise der *Beköstigung*. Es soll hier kein neuer Diätplan vorgelegt, sondern die Beköstigung der Patienten soll von der technischen, organisatorischen und psychologischen Seite aus betrachtet werden. Schon bei der Beantwortung der Frage: „Wer kocht bei uns jetzt im Krankenhaus?" ist festzustellen, daß zum größten Teil Köchinnen eingesetzt sind, von denen ihrer Ausbildung und ihrem Gehalt nach nicht mehr verlangt werden kann, als sie bisher leisten. Einen Koch mit Hotelerfahrung werden wir nie für 400 oder 500 DM bekommen. Der bisherige Zustand beruht einfach auf der Unterschätzung des Heilfaktors „Beköstigung". Wenn wir eine Verbesserung der Beköstigung, eine *größere Abwechslung* und eine *vielseitigere Zubereitung der Naturalien* verlangen, müssen wir der Forderung, Kräfte mit einer besseren Ausbildung und damit entsprechend höherem Gehalt einzusetzen, mehr Rechnung tragen als bisher. Über die Notwendigkeit einer wissenschaftlich begründeten Diätetik soll hier nicht gesprochen werden.

Die Einsicht, daß ein *warmes und appetitlich angerichtetes Essen* an Geschmack gewinnt und darum vom Kranken williger gegessen wird, macht es notwendig, die Herstellung des Essens und die Art des Anrichtens und Servierens kritisch zu überprüfen. Selbstkritisch mußte auch in unserer Klinik festgestellt werden, daß noch vor kurzer Zeit jede warme Mahlzeit auf tiefen Tellen gereicht wurde, der Kaffee in Kaffeebechern ohne Untertasse usw. Betriebsblindheit und Routine des Personals, das sich oft zu wenig in die Lage des Patienten versetzt, sind natürlich nicht allein schuld. Der Personalmangel unterstützt leider diese „Vereinfachungsbestrebungen". Auch gibt es in den Stationsküchen kaum Heißwasserbäder, die das Essen nicht nur heiß, sondern auch frisch erhalten, manchmal einen Wärmeschrank, der es ermöglicht, die warme Kost auf warmem Geschirr zu servieren. Wie wichtig die Temperatur der Speisen für die Heilung der Kranken ist, wurde durch die bereits erwähnte schwedische Krankenhausstudie [15], S. 85ff., dargelegt, die darauf hinseist, daß warme Gerichte zwischen 60 und 70 Grad am schmackhaftesten sind, jedoch in der Regel mindestens 10 Grad darunter liegen. Bei der Diätkost, die ja normalerweise in der Hauptküche bereitet wird und in Einzelportionen auf die Stationen geschickt wird, war das Ergebnis der Untersuchung noch ungünstiger. In dieser Arbeitsstudie wird auf dieses schlechte Ergebnis besonders hingewiesen, da die untersuchten Krankenhäuser über moderne Großkücheneinrichtungen sowie Transportmittel (heizbare Speisetransportwagen) verfügen.

In unseren Krankenhäusern dürften ähnliche Untersuchungen beim derzeitigen Stand der Einrichtungen noch ungünstigere Ergebnisse bringen. Zusammenfassend ergeben sich folgende Feststellungen:

Die größten Abkühlungszeiten liegen in der Hauptküche selbst und beim Servieren. Daraus muß man schließen, daß die Zeitspanne zwischen dem Kochen und der Verteilung der Speisen auf die Stationswagen und dem Austeilen auf den Stationen zu lang ist.

Diese Verzögerung beeinflußt nicht nur die Temperatur, sondern zerstört Nährstoffe und Vitamine. Außerdem wird auch das *Aussehen der Speisen* dadurch beeinflußt. Aus all diesen Gründen müssen wir fordern, daß die Zeit zwischen dem Kochen und der Ausgabe des Essens verkürzt wird. Dies ist nur möglich bei verstärktem Einsatz von maschinellen und technischen Anlagen und durch rationellere Arbeitsmethoden. Ebenfalls können diese Zeitspannen durch zweckmäßigeren Einsatz des Personals in der Hauptküche verkürzt werden. Die Abholezeiten der Stationen sind durch ein besseres Verteilersystem zusammenzudrängen. Das Servieren muß ohne Zwischenstationen in kürzester Zeit und auf vorgewärmtem Geschirr erfolgen. Unter Berücksichtigung des Grundsatzes, daß das Auge mitißt, muß auch das Geschirr selbst den Ansprüchen eines in geordnetem Haushalt lebenden Menschen genügen, und die Speisen müssen sorgfältig und appetitanregend serviert werden.

In unserer Klinik wurden diese Forderungen nach den gegebenen Möglichkeiten berücksichtigt: Jede Station hat zwei elektrisch beheizte Speisetransportwagen, von denen sich immer einer im Vorraum der Kochküche befindet. Zu einem genau einzuhaltenden Termin fährt der Stationsbeauftragte mit dem Wagen, der sich auf der Station befindet, zur Küche, wechselt ihn gegen den bereits beladenen, beheizten, im Vorraum der Küche stehenden Wagen aus, fährt zur Stationsküche zurück, entnimmt das im Wärmeschrank vorgewärmte notwendige Geschirr, beladet damit den Essentransportwagen und verteilt auf den Stationsfluren zimmergruppenweise die Speisen auf die einzelnen Geschirre und serviert sie den Patienten.

Wenn die technischen Voraussetzungen dazu geschaffen sind, ist alles andere eine Frage der Organisation, der Disziplin, der Erziehung des Personals. — Die von uns angestrebte Form des Küchenbetriebes kann eventuell einen höheren Kostenaufwand fordern, wir sind jedoch verpflichtet, dem Patienten um jeden Preis eine größere Auswahl an Speisen, ein wärmeres und damit schmackhafteres und appetitlicheres Essen zu bieten als bisher.

Krankenbett und Patient

Zu den nichtärztlichen Behandlungsfaktoren zählt weiterhin die *körperliche Ruhe* des Patienten. Das wirkliche Ruhen und der damit verbundene Schlaf hängt von der Beschaffenheit des Bettes ab: „Wie man sich bettet, so schläft man.“ In diesem Falle betten *wir* den Patienten. Er selbst hat ja keinen Einfluß darauf. Das Krankenhausbett hat in den letzten Jahren, man kann beinahe sagen Jahrzehnten, keine Änderung erfahren. Es ist erstaunlich, daß die Patienten das bisher Gebotene so geduldig hingenommen haben. Die berühmte Dreiteilung des Krankenbettes — ein Drittel läßt sich für die Sitzstellung hochstellen und ist gleichzeitig auch als Keil des normalen Bettes für die Schlafstellung gedacht — entspricht keinesfalls den anatomischen Verhältnissen. In der Schlafstellung ist der Patient gezwungen, das verstellbare Kopfteil zu verwenden. Morgens ist er so weit heruntergerutscht, daß er mit seitwärts liegenden Knien, die er anhockt, sich in der Stellung befindet, die jeder schlafende Mensch normalerweise einnimmt; auf dem verstellbaren Oberteil liegt dann aber nur noch der Kopf. Die restlichen Zweidrittel des Bettes müssen ausreichen, um sieben Achtel des Körpers aufzunehmen. Daran ändert auch ein Kopfkissen nichts. Diese Schlafstellung verschafft dem Patienten keinesfalls die nötige Ruhe in einer körperlich entspannten

Lage. Unterstützt wird dieser Mangel noch durch die dreigeteilten Matratzen.

Die Fachkommission für Medizintechnik des Ministeriums für Gesundheitswesen hat ein neues Krankenbett entwickelt, das diese Mängel ausschaltet. Das Eindrittelkopfteil ist nochmals unterteilt und somit den anatomischen Verhältnissen des Menschen

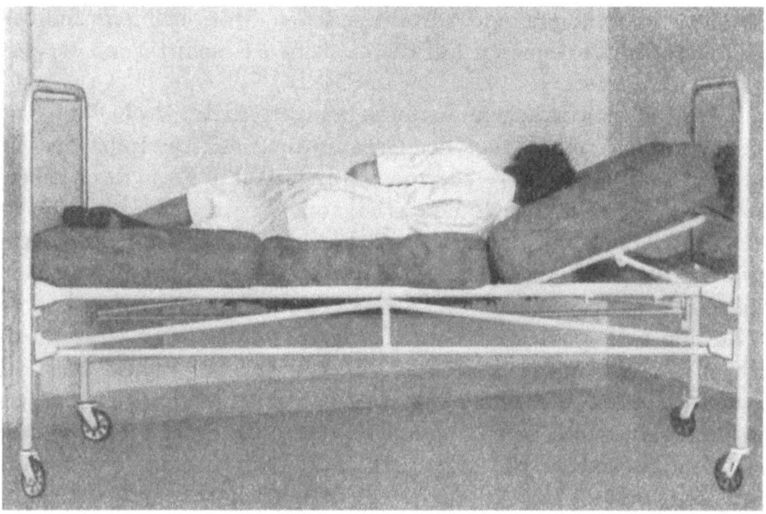

Abb. 9. Altes Krankenbett mit Schlaraffiamatratze (Foto Benne)

angepaßt. Es wurde auch angestrebt, die Bespannung des Bettes vom Fuß- bis zum Kopfende ohne Unterbrechung durchgehen zu lassen, so daß ein Absatz in der Bespannung, der besonders beim Sitzen bemerkbar und störend ist, vermieden wird. (Abb. 10, S. 61)

Außerdem ist die Auflegematratze für die Vervollkommnung eines jeden Krankenbettes sehr wichtig. Unter Berücksichtigung der Tatsache, daß die bisher verwendeten Schlaraffiamatratzen durch ihre Wollfüllung — bei Belastung bildet sich durch die komprimierte Innenluft ständig Staub — keinesfalls der heutigen Hygiene entsprechen, haben unsere Bemühungen dahin geführt, daß auch in der DDR *einteilige Schaumstoffmatratzen* hergestellt werden, die die Matratzenböden in einem Stück überdecken. so daß der lästige Zug und die Temperaturunterschiede ausgeschlossen werden. Die Anschaffungskosten für die Schaumstoffmatratzen sind zwar um etwa 25% höher, benötigen aber zu ihrer Unterhaltung nicht den Aufwand, den die Schlaraffiamatratzen erfordern, z. B. Klopfen, Aufarbeitung usw. Die Mitarbeiter werden über diese Vorteile hinaus begrüßen, daß diese Matratzen ein Gesamtgewicht von etwa 12 kg besitzen gegenüber dem der Schlaraffiamatratzen von 25,5 kg (Abb. 11, S. 62).

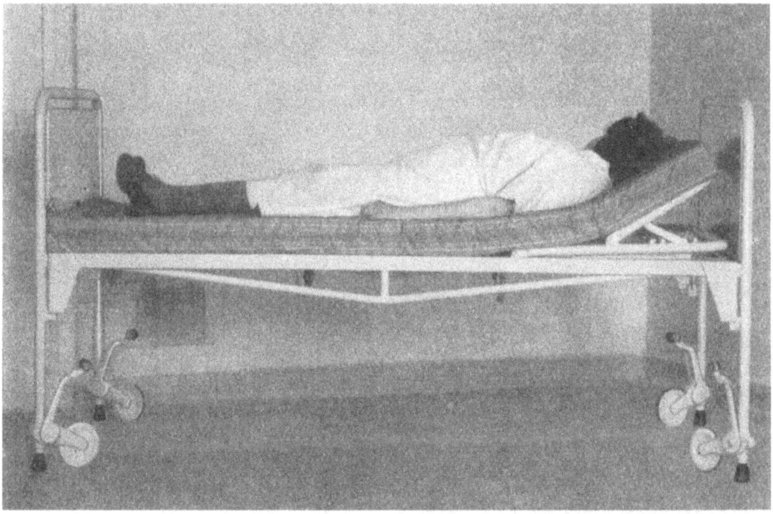

Abb. 10. Neues Krankenbett mit Schaumgummimatratze (Foto Benne)

Lärm und Krankenhaus

Ein weiterer, wichtiger Faktor für die Ruhe der Patienten darf hier nicht vergessen werden. Die Bettruhe des Patienten, die Entspannung auf den Liegeterrassen oder im Garten sind unvollständig, wenn er sich in einer *lärmenden Umgebung* befindet. Für die Bettruhe trifft dies besonders nachts zu. Der sich in der Nähe des Patienten abspielende Versorgungsbetrieb kann natürlich nicht geräuschlos vor sich gehen, er kann jedoch durch Disziplin des Personals, der Patienten selbst und nicht zuletzt durch technische und baukonstruktive Vorkehrungen bedeutend gemindert werden. Dabei ist auch dem von außen eindringenden *Lärm des Kraftverkehrs* entsprechende Beachtung zu schenken, was bereits beim

Bauentwurf durch eine geeignete Lage der Gebäude und entsprechende Bepflanzung zwischen dem Krankenhaus und den Verkehrswegen geschehen muß. Wo dies noch nicht ausreicht, sollten Fahrverbote für Kraftfahrzeuge erlassen werden. Am stärksten machen sich immer wieder die Motorräder bemerkbar, deren Lärmerzeugung im umgekehrten Verhältnis zum Hubraum steht. Der Lärm muß durch Fenster und Türen sowie durch die Gebäudemauern selbst

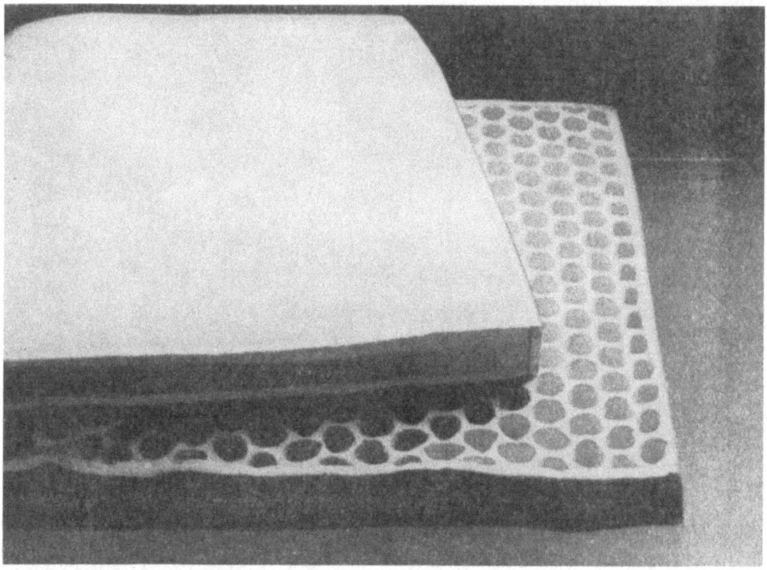

Abb. 11. Schaumgummimatratze (gegen Einreißen sind die Kanten mit einem Leinwandstreifen eingefaßt) (Foto Benne)

abgehalten werden. Die Erfahrungen beweisen, daß für den *baulichen Schallschutz* noch viel zu wenig getan wurde. Hier wirken wohl verschiedentlich schlecht durchdachte Entwürfe und schlechte handwerkliche Ausführung Hand in Hand. Natürlich wird auch manchmal die Sparsamkeit an der falschen Stelle mitgewirkt haben! Um die aus der Literatur bekannten Ergebnisse zu kontrollieren und zu ergänzen, soll hier auf eine praktische Studie hingewiesen werden.

Dank der Bereitschaft des Heinrich-Hertz-Instituts der Deutschen Akademie der Wissenschaften zu Berlin [7] konnten *Geräusch-*

messungen durchgeführt werden, die sich über 24 Stunden eines Wochentages erstrecken und die auf einem Kontrollstreifen in Phon automatisch registriert wurden. Das Mikrophon stand in einem Krankenzimmer, das zwischen zwei mit Patienten belegten Zimmern lag. Die Registrierung selbst wurde in einem gegenüberliegenden Raum vorgenommen, um Apparatgeräusche auszuschlie-

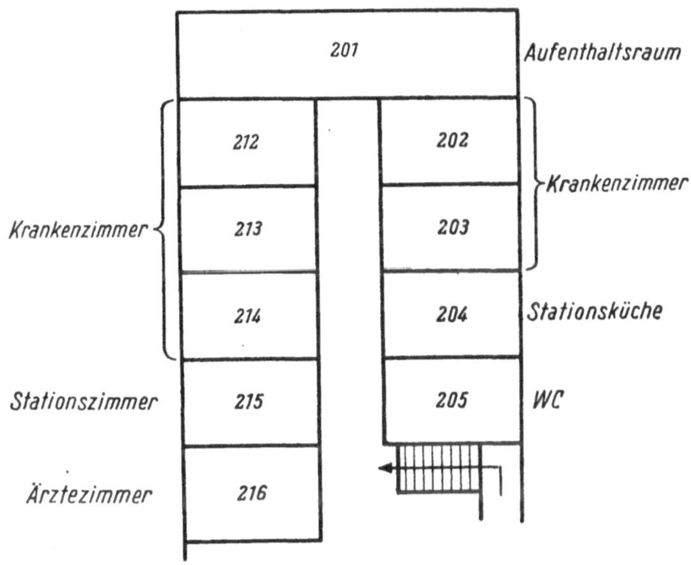

Abb. 12. Teilgrundriß der Station [7]

ßen. Zur Erklärung der einzelnen Geräusche und ihres Ursprungs wurden Techniker eingesetzt, die durch Kopfhörverbindungen mit dem Mikrophon die Art der Geräusche feststellten und auf dem Kontrollstreifen vermerkten. Registriermöglichkeiten bestanden bis 80 Phon. Nachstehend seien die wichtigsten Ergebnisse genannt:

Eine kurze Beschreibung soll die gegebenen baulichen Bedigungen erläutern (Abb. 12).

Die Flur- und Außenwände sind tragende Wände in einer Stärke von 25 bzw. 38 cm. Die Trennwandstärke (ausschließlich Treppenhaus) zwischen den Zimmern beträgt 12 cm ohne jede Isolierung.

Der Aufenthaltsraum ist durch eine doppelte Brandmauer von den übrigen Patientenzimmern getrennt. Sämtliche Räume sind mit Kasten-Doppelfenstern versehen. Die Türen sind glatt und überfälzt (ohne jede Schalldämmung). Die Decken sind als preußische Kappen mit Betonestrich (Fußboden) ausgebildet. Es fehlt jede Schrittschallisolierung. Das Linoleum ist direkt auf dem Betonestrich aufgebracht. Die Versorgungsleitungen (bis auf die Zentralheizungsrohre) sind fest in der Wand verlegt (keine Stichkanäle von den Hauptversorgungsleitungen in die einzelnen Räume). Über der Krankenstation wohnt Pflegepersonal.

Bei der Auswertung (vgl. Tab. 3—6, S. 66 und 67) kommt man zu folgenden Ergebnissen:

1. Die Trittschalldämmung ist nicht berücksichtigt. Es fehlt der schwimmende Estrich.
2. Die Wände und Türen entsprechen nicht den Erfordernissen. Untersuchungen haben aber gezeigt, daß bei gleich leichter Bauweise die Türen durch bessere Konstruktion bis zu *45* Phon dämmen können. Sehr wichtig ist das Schließen des Spalts bei schwellenlosen Türen durch Anbringen von Gummilaschen oder durch steigenden Anschlag. Die Schlüssellöcher müssen mit einer Rosette versehen werden, damit der Schall nicht hindurchdringen kann.
3. Das Wecken der Patienten durch Geräusche (Pflegemaßnahmen) erfolgt zu früh. Es muß durch Neuorganisation der Weg gefunden werden, den Patienten die so dringend benötigte Nachtruhe zu verlängern.
4. Entsprechende Maßnahmen müssen die Mitarbeiter zu ruhigem, diszipliniertem Verhalten erziehen. Lautes Sprechen, Rufen, Türenwerfen muß unterbleiben.
5. Das über der Krankenstation wohnende Pflegepersonal erhöht den Unruhefaktor durch spätes Heimkommen, Baden usw. Das Wohnen von Mitarbeitern im Bettenhaus sollte schon aus diesem Grunde vermieden werden.

Wie wir sehen, ist das Problem *Lärmbekämpfung* nicht nur vom Architekten und auch nicht nur von den Mitarbeitern zu lösen. Alle Beteiligten tragen dazu bei, die Forderung des Patienten nach

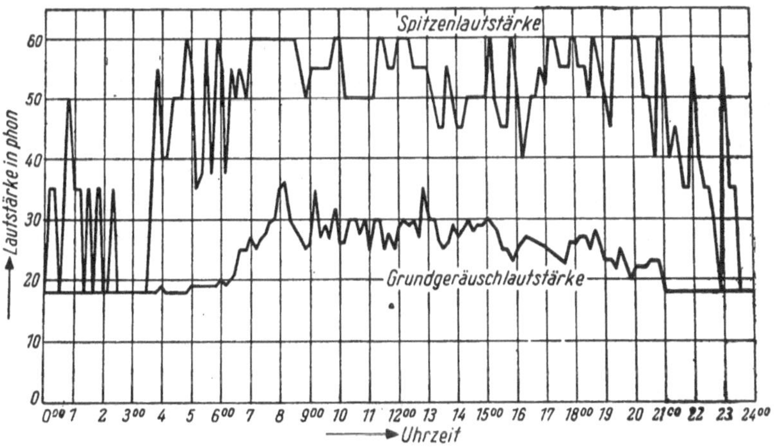

Abb. 13. Zeitlicher Verlauf der im Krankenzimmer 213 registrierten Grundgeräusch- und Spitzenlautstärken über 24 Stunden [7]

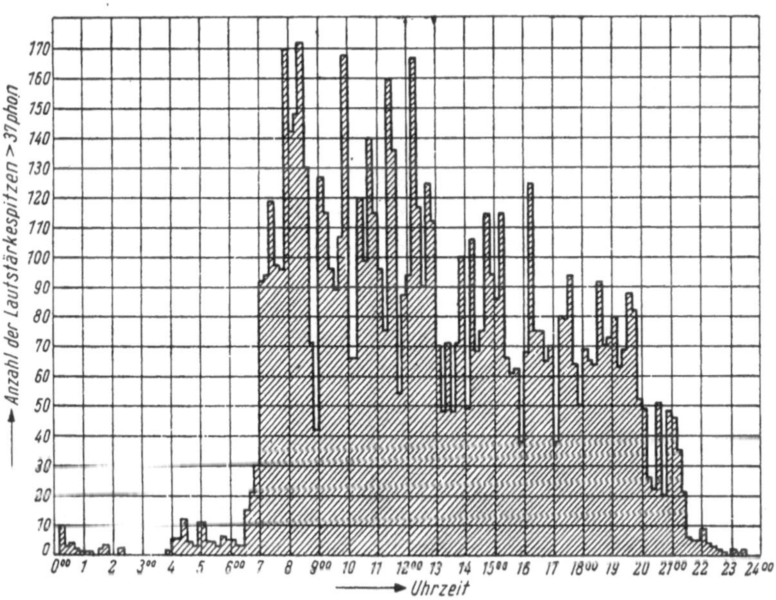

Abb. 14. Anzahl der in einem Zeitintervall von je 10 Minuten auftretenden Lautstärkespitzen über 37 phon [7]

Ruhe zu erfüllen. Die Einsicht des Architekten ist aber nutzlos, wenn nicht der Auftraggeber die ohne Zweifel höheren Finanzmittel zu Verfügung stellt. Es ist also wünschenswert, daß bei der Planung eines Neubaues diesen Forderungen Verständnis entgegengebracht wird. Was organisatorisch und erzieherisch getan werden muß, liegt in den Händen der leitenden Mitarbeiter eines Krankenhauses, die auch mit gutem Beispiel vorangehen sollten, denn das Vorbild wirkt als bestes Erziehungsmittel. Näheres ist der Arbeit von FEIK [9], S. 257, zu entnehmen.

Tab. 3. Im Krankenzimmer wahrgenommene Stationsgeräusche in phon [7]

Erzeugtes Geräusch	Gemessene Lautstärke phon
Heftiges Türschließen	65
Tellerklappern im Korridor	50
Anklopfen	50
Rufanlage	50
Stuhlrücken im Nachbarraum	45
Reinigung des Korridors	45
Unterhaltung auf dem Korridor	40
WC	38
Fahrbarer Tisch im Korridor	35
Leuchtröhren im Korridor	23
Rauschen der Wasserleitung im Zi 203	22
Ein Fensterflügel ca. 15° geöffnet:	
Hundegebell 150 m entfernt	45
Hahnenschrei 150 m entfernt	41
Holzhacken 150 m entfernt	40

Tab. 4. Stationsgeräusche in phon [7]

Erzeugtes Stationsgeräusch	Meßort	Gemessene Lautstärke phon
Tür zuschlagen	Krankenzimmer (Zi 213)	78
Telephonklingeln	Stationszimmer (Zi 215)	77
Schreibmaschine	Ärztezimmer (Zi 216)	70
Geschirrklappern	Stationsküche (Zi 204)	75
Unterhaltung	Stationszimmer (Zi 215)	65
Laufen	Korridor	55
Kühlraum im Keller	vor der Tür	70

Tab. 5. Dämmwirkung der Türen [7]

Erzeugtes Stationsgeräusch	Meßort	Gemessene Lautstärke phon
	Korridor	
	Tür von Zi 215 offen	70
	Tür von Zi 215 geschlossen	54
	Krankenzimmer 213	
Telephonklingeln im Stationszimmer	Tür von Zi 215 offen	42
	Tür von Zi 215 geschlossen	38
Schreibmaschine im Ärztezimmer	Korridor	50
	Krankenzimmer 213	38
Geschirrklappern in der Stationsküche	Korridor	58
	Krankenzimmer 213	45
Unterhaltung im Stationszimmer, Tür offen	Korridor	60
	Krankenzimmer 213	38
Laufen auf dem Korridor	Krankenzimmer 213	40
Kühlraum im Keller	5 cm von der Tür entfernt	64
	Kellereingang	58
	vor der geschlossenen Kellertür	46

Tab. 6. Schalldämmwirkung der Wände [7]

Erzeugtes Geräusch	Meßort	Gemessene Lautstärke phon
Rauschspektrum	Raum Nr. 202	89
	Korridor	75
	Raum Nr. 203	50
	Raum Nr. 204	45
	Raum Nr. 205	42
	Raum Nr. 201	42

Für die Architekten ist besonders der Hinweis von Wichtigkeit, daß für den baulichen Schallschutz die Richtlinien des Deutschen Normenausschusses, vorwiegend DIN-Blatt 4109, einschließlich Beiblatt, gelten. Die Praxis beweist jedoch, daß diese Vorschriften kaum Anwendung gefunden haben. Das FEIK die Mängel des baulichen Schallschutzes mit zwei Sätzen abtut, ist außerordentlich zu bedauern. Er sagt jedoch: „Alle Bemühungen aber haben zur Voraussetzung, daß die Anstaltsleitung, Ärzte und Pflegepersonal auf das engste zusammenarbeiten müssen, wenn das erstrebenswerte Ziel erreicht werden soll: das lärmfreie Krankenhaus." Dieser Meinung kann man sich nur anschließen.

Das Verhalten vom Mitarbeiter zum Patienten

Zu den nichtärztlichen Behandlungsfaktoren gehören auch die *menschlichen Beziehungen zwischen Patienten und Mitarbeitern des Krankenhauses*. Man bemüht sich zu wenig um das *Vertrauen des Patienten*. Die ärztlichen Eingriffe und die ärztliche Versorgung, ein häufig kontaktloses Zusammenleben wie zwischen Fremden, das Gefühl des Herausgerissenseins aus den Bindungen des täglichen Lebens (vielleicht als seelische Eingriffe zu bezeichnen) beeinflussen die Verfassung des Patienten negativ und enttäuschen seine Erwartungen. Es muß Aufgabe aller Mitarbeiter eines Krankenhauses sein, darauf hinzuwirken, daß diese Voreingenommenheit, dieses In-sich-selbst-Zurückziehen durch guten persönlichen Kontakt in Vertrauen umgewandelt wird, das nicht nur dem Patienten den Aufenthalt erleichtert und ihn den ärztlichen Wünschen zugänglicher macht, sondern auch dem Pflegepersonal die schweren Aufgaben des Pflegens erleichtert. Wie schon bei dem Schwesternproblem besprochen wurde, sucht der Patient, wenn zuweilen auch mit abwartender Überempfindlichkeit, Kontakt. Wie leicht ist ein Mensch in seinem Selbstgefühl verletzt, wieviel leichter geschieht das bei einem kranken Menschen.

Arbeitsteilung, Routinepflichten und Gewohnheitsrechte tun unter Umständen auch hier das ihre, um einen guten Kontakt zu erschweren. Überarbeitung, Unverständnis und Abgestumpftsein der Mitarbeiter, auch die Belastung mit eigenen Problemen verhindern oft von vornherein jeden Kontakt. Der „Dienst" am kranken Menschen muß seine alte Geltung wiedererlangen. Wie es zur Zeit häufig damit aussieht, bestätigt ein Artikel aus der Fachzeitschrift „Das Krankenhaus" [6], S. 174, dem folgende Einleitung vorausgeschickt ist: „Wir haben den Leiter einer Universitätsklinik, Wissenschaftler von anerkannt hohen Graden, um einen Beitrag zum Thema des diesjährigen internationalen Krankenhaus-Kongresses gebeten. Das Thema lautete bekanntlich ‚Das seelische Wohlbefinden des Patienten im Allgemeinen Krankenhaus'. Hier die überraschende Einlösung seiner Zusage, an der wir kein Wort geändert haben: ‚Liebe Freundin, Sie fragen mich nach meinen Eindrücken im Krankenhaus. Ich berichte gern, denn ich habe ja Zeit. Das ist das erste angenehme Erlebnis. Man hat Zeit. Am ersten Tage war ich noch etwas bedrückt, man will immer zugreifen und darf doch nicht. Am zweiten Tag habe ich mich etwas im Zimmer umgesehen. Wir sind zu sechs. Die eine schnarcht. Das ist unangenehm. Alle sind sie neugierig auf „die Neue". Ich sollte erzählen, warum und wieso. Ich will aber doch meine Ruhe haben. Die eine ist direkt aufdringlich. Alle Augenblicke kommt sie an mein Bett und will Gott weiß was wissen. Ich muß sehen, daß ich mit ihr fertig werde, ohne sie zu kränken. Denn man ist doch sehr aufeinander angewiesen. Sie will immerfort das Fenster aufmachen, und dann frieren wir anderen. Und wenn wir es zumachen, behauptet sie, sie ersticke in dem ‚Mief'. Die Schwestern sind nett. Die Stationsschwester ist zwar ein alter Dragoner, aber man merkt ihr gutes Herz hinter ihrer Raubautzigkeit. Die zwei jüngsten sind zwar richtige Kälber und machen mich mit ihren Torheiten manchmal recht nervös. Aber wir waren ja einst auch so. Mit den Ärzten ist es nicht so einfach. Daß sich der jüngste sehr wichtig macht und schreckliche Redensarten drechselt, mag noch gehen. Aber den Abteilungsarzt mag ich nicht leiden. Wir sind eigentlich alle für ihn Luft. Wahrscheinlich ist er sehr tüchtig, er schickt uns bald hierhin, bald dahin und läßt allerlei Proben und Untersuchungen an uns machen. Aber ich glaube, er behandelt uns genau wie seine Meerschweinchen. *Das* muß geschehen und *das* muß geschehen, und nichts darf vergessen werden. ‚Schwester, warum steht der Hämoglobingehalt nicht auf der Fieberkurve? Ich hab's doch schon dreimal gesagt.' Nie ein freundlicher Blick, nie eine teilnehmende Frage. Wir sind Material, an dem gearbeitet wird, sonst nichts ... Der Oberarzt ist besser, zwar ist auch er kühl, aber doch höflich. Er fragt, ob er irgendwelche Wünsche erfüllen könnte, versucht gelegentlich einen kleinen Scherz. Man merkt ihm seine gute Erziehung an, aber es fehlt eben doch die menschliche Wärme ... Und hier ist alles korrekt und leer und kalt. Am schlimmsten ist die Chefvisite. Da kommt ein ganzer Schwarm von weißgekleideten Ärzten. Einer referiert dem Chef, und dabei reißt er einem die Bettdecke plötzlich weg, um irgend etwas zu demonstrieren, und alle glotzen hin: Und dann reden sie endlos hin und her mit so lateinischen oder was für Ausdrücken. Und sie bilden sich ein, man verstünde es nicht. Man braucht nur auf ihren Tonfall und ihre Mienen zu achten, dann weiß man doch ganz genau, was sie meinen. Und die anderen fünf im Zimmer hören natürlich gespannt zu. Harmlos hab ich dem Stationsarzt irgend etwas aus meinem Leben erzählt, und nun wird das in Gegenwart aller breit getratscht. Es ist scheußlich . . . Die Operation ist nicht so schlimm wie dieses elende Warten. Man malt sich allerlei aus. Man hört ein Kind schreien, man denkt an die eigenen Kinder. Ärzte und Schwestern rennen hin und her. Niemand spricht mit einem. Man ist Ware. Ist der Eingriff glücklich vorbei, so will man doch Genaueres wissen. Aber man wird behandelt wie ein kleines Kind. Die Schwester darf wahrscheinlich nichts sagen. Aber der Arzt macht nur törichte Sprüche, anstatt klare Auskunft zu geben. Die Ärzte verstehen gar nicht, daß eine große Ungewißheit viel mehr quält als ein klarer Bescheid. Es ist unerfreulich, wenn man selbst den anderen Gesprächen zuhören muß. Meist ist es ein scheußlicher Klatsch. Was soll man den ganzen Tag tun? Lesen ist nicht so leicht, wenn man immer zugleich die Gespräche der anderen hört. Schlimm ist es auch, daß alle von ihren Leiden erzählen, oft in unendlichen und wenig appetitlichen Berichten. Wir haben leider keinen Aufenthaltsraum, in den man sich einmal flüchten könnte. Gehe ich einmal auf dem langen Korridor auf und ab, so werde ich wieder ins Zimmer geschickt. Ich kann nicht leugnen, daß ich manchmal recht gereizt bin und weiß selbst nicht warum. Weil ich keine Bewegung habe, fange ich an, schlecht zu schlafen. Wenn ich dann so lange schlaflos liege und auf alle Geräusche des großen Hauses höre, werde ich oft sehr traurig. Dabei muß ich zugeben, daß die Schwestern sehr aufmerksam sind. Ich brauche nur über irgendetwas, Kopfweh, Schlaflosigkeit, Verdauung zu klagen, sofort bringt man mir irgendwelche gelbe oder weiße Tabletten oder Pillen. Manche helfen sehr gut, oft aber wird der Appetit verdorben."

Dem Inhalt dieses Schreibens ist wohl nichts hinzuzufügen, da er genügend Belehrungen für alle Mitarbeiter eines Krankenhauses enthält und mehr Verständnis für den Faktor „zwischenmenschliche Beziehungen" bewirken sollte.

Wie diesen Ausführungen zu entnehmen ist, läßt sich das Vertrauen des Patienten zum Krankenhaus auch durch ein stärkeres Selbstgefühl leichter herstellen, zu dem wir beitragen können. Der Patient darf nicht passiv leiden, er muß trotz seiner Krankheit in die Lage versetzt werden, *aktiv* an der Erhaltung und Förderung seiner Person mitzuarbeiten. Schon der unrasierte Patient und die unfrisierte Patientin büßen an Selbstgefühl ein. Müssen die Unfähigkeit des Körpers und der Psyche nun noch dadurch unterstützt werden? Der unnötig entblößte Patient, zumal in Gegenwart anderer, fühlt seine Unvollkommenheit. Auch das Schamgefühl fordert von uns Respekt.

Ist weiter schon alles getan worden, um den Patienten der Monotonie des Geistes zu entreißen? Radio, Filmvorführungen, Bücher und auch kulturelle Veranstaltungen tun zwar ihr Teil, aber damit sind der *Beschäftigungstherapie* noch keine Grenzen gesetzt. Handwerkliche Arbeiten im Bett, Werkstatt- und Gartenarbeiten helfen nicht nur dem Patienten aus seiner künstlichen Isolierung, sondern auch den Mitarbeitern, einen lebensbejahenden, einen hoffenden Patienten zu erhalten.

Anläßlich eines Besuches der Heilstätte Berka konnte festgestellt werden, daß auf den Stationen leere Schaukästen auf Ausgestaltung durch die Patienten warteten. Ein nachahmenswertes Beispiel. Und warum soll ein am Bett-Tisch hochklappbarer Spiegel den festliegenden Patienten nicht das Frisieren und das Nachhelfen des Aussehens durch sonstige Hilfsmittel ermöglichen, um ihm dadurch das Gefühl des „Sich-selbst-noch-Helfen-Könnens“ zu geben?

Ein Wintergarten, ein Aquarium kosten Geld, doch wir wissen, daß diese Ablenkung die Beschäftigung mit den eigenen Sorgen, mit der Krankheit unterbricht.

Schon die gestreifte Anstaltskleidung — und mit dem Wort „Anstalt“ verbindet sich so leicht der Begriff „Erziehungs- oder Gefangenenanstalt“ wirkt sich im negativen Sinne aus.

Diese letzte Betrachtung betrifft zwar nicht direkt das Thema der „zwischenmenschlichen Beziehungen“, hat aber trotzdem Bedeutung für das Wohlbefinden des Patienten.

Gedanken zum heutigen Krankenhausbau

Aus der Beantwortung der Frage: *Wer baut für wen, was, wo und wie?* drängen sich Probleme auf, die hier behandelt werden sollen. Wer baut? Besser vielleicht: *Wer wirkt am Entwurf mit*, und wer entscheidet? Dies muß in erster Linie geklärt werden. Die Funktion, die ein Krankenhaus erfüllen muß, werden von Arzt und Schwester bestimmt, denn sie tragen die Hauptlast der Versorgung des Patienten. Wo und wie der Kranke versorgt werden muß, wissen sie aus Erfahrung am besten.

Grundsätze für die Planung von Krankenhausbauten

Alle technischen Voraussetzungen für die Versorgung sollten dem Betriebstechniker, dem klinikerfahrenen Betriebsingenieur überlassen werden. In engster Zusammenarbeit mit dem Wirtschaftler, dem Organisation und wirtschaftliche Belange obliegen, können so Wünsche und Forderungen für alle Versorgungseinrichtungen zusammengefaßt werden. Das heißt jedoch nicht, daß sie entwerfen, sondern sie sollen bestimmen, was an Räumen benötigt wird und wie diese zueinander geordnet sein sollen. An dieser Stelle kann auf den Hinweis nicht verzichtet werden, an eine genügende Zahl von Abstellräumen zu denken. Hier wäre Sparsamkeit fehl am Platze, da daraus späterer Mangel an Unterstellmöglichkeiten und somit Unordnung in den Funktions- und Patientenräumen entstehen würde.

Über die Notwendigkeit von Aufenthaltsräumen, Wintergärten und Terrassen ist an anderer Stelle ausführlich gesprochen worden. Für die Patienten leicht erreichbare Telefonzellen sind nicht zu vergessen; Garderoben für Besucher sind seit der Einführung der Rahmenkrankenhausordnung obligatorisch.

Die Besichtigung anderer Krankenhäuser, ständiger Erfahrungsaustausch, Teilnahme an Tagungen und Kursen zur Ergänzung der theoretischen und praktischen Kenntnisse dürfen darum nicht nur Recht, sondern müssen für die am Entwurf Mitwirkenden Pflicht sein.

Der *Entwurf eines erfahrenen Architekten* muß dann den *Raumplan* in der Form des *Grundrisses* ordnen. Nicht zu vergessen ist dabei das *Organisationsschema*, das Auskunft gibt, wie und wo sich die notwendige Versorgung abspielen soll. Wie vorhin schon erwähnt, können dadurch unnötige Überschneidungen, falsch proportionierte Versorgungswege usw. vermieden werden. Über die baulichen Abmessungen und Formen herrschen verschiedene Ansichten, die an anderer Stelle erläutert werden sollen.

Bisher bestimmte der Architekt, im Höchstfalle der Innenarchitekt, über Bauformen und Ausbau eines Krankenhauses. Gegenwärtig dürfen der *Farbingenieur* und der *Lichttechniker* nicht fehlen, um den modernen Bedürfnissen, den physischen und psychischen Forderungen der Patienten und Mitarbeiter Genüge zu leisten. Die Meinung M. J. FRIEDLÄNDERS [18], S. 144ff., ,,Farbe und Form sind aneinander gebunden. Es gibt nur farbige Form und geformte Farbe" ist dahingehend zu ergänzen, daß Farbe und Form erst bei richtig verwendetem Licht zur Geltung kommen. Der Lichttechniker sollte deshalb zum Arbeitskollektiv gehören, um die Ideen des Architekten und Farbingenieurs mit zu realisieren.

Für den Bau eines Krankenhauses gelten die *bau- und medizinalpolizeilichen Bestimmungen.* Deren Einhaltung ist kein Verdienst, denn sie stellen nur die unterste Grenze der Möglichkeiten dar, in der sich der Entwurf bewegen darf. Keinesfalls sollten wir uns allein damit zufrieden geben, wenn beide Behörden mit dem Entwurf einverstanden sind. Es muß immer daran gedacht werden, daß für das Wohlbefinden der Patienten und für die gute wirtschaftliche Betriebsorganisation keine gesetzlichen Bestimmungen geschaffen werden können. Es liegt allein an der Findigkeit der Beteiligten, an den Erfahrungen, am Wissen und nicht zuletzt am Wollen, um ein *zeitgemäßes Krankenhaus betriebswirtschaftlich vertretbar und im Aussehen ansprechend* zu gestalten.

Bei größeren Projekten sollten Wettbewerbe ausgeschrieben werden, die meistens zu guten Resultaten führen. Es muß im Interesse des Zunutzemachens vorhandener Erfahrungen möglich sein, für diese Wettbewerbe einen Prozentsatz der Gesamtbausumme abzuzweigen. Das Preisausschreiben ermöglicht dann dem Auftraggeber das Auswählen zwischen grundsätzlich verschiedenen

Entwürfen. Mehrere Architekten können eher verschiedenartige Entwürfe schaffen als einer.

Eine Zusammenarbeit führt aber nur dann zu positiven Ergebnissen, wenn die Vorschläge aller Beteiligten durchdacht und über sie abgestimmt wird. Der Entwurf soll ja allen zusagen, nicht nur einem einzelnen. Wir dürfen nicht vergessen, daß wir Treuhänder des Patienten sind, der seine Meinung zum gegebenen Objekt nicht sagen kann. Die Vorschläge nur des Arztes, nur der Schwester oder nur der Verwaltung würden keinesfalls zu einer geeigneten Lösung führen. Genauso wenig befriedigt die Lösung, wenn sie nur aus der Sicht des Patienten, nur der Organisation, nur der Technik oder nur des Aufwandes entspringt. Das gute oder schlechte Resultat läßt auf die Qualität der Vorbereitung und Planung des Baues schließen. Man muß LEWICKIS Worten [23], S. 288ff., beipflichten, der ausführt: „Alle Bauvorhaben entsprechen im Endergebnis dem Niveau des Planungsgesprächs der Beteiligten, von denen Jeder sich, wenigstens in großen Zügen, im fachlichen Denken des Partners zurechtfinden sollte. Der fertige Bau ist letztlich stets eine Antwort auf die Programm- und Leistungsforderung, seine Qualität im Detail wird zum Spiegel dafür, inwieweit sich die Verantwortlichen um jede Einzelentscheidung gemüht haben."

Die Beantwortung der Frage, für *wen* gebaut wird, bestimmt den Umfang der Einrichtung, die technische Ausrüstung, die Raumorganisation, das Inventar und den Wirtschaftsbetrieb. Damit verbunden ist die Beantwortung der Frage: *Wie bauen wir?*

Allgemeine Krankenhäuser — ausgenommen die Abteilungen für besonders pflegebedürftige Patienten — mit allen vorkommenden Abteilungen, in denen der Patient nur kurze Zeit behandelt wird (mit einer durchschnittlichen Verweildauer von ca. 20 Tagen), fordern nicht den Aufwand an Raum und Einrichtung wie z. B. Krankenhäuser und Spezialkliniken mit überwiegend schwerkranken und lange festliegenden Patienten, deren mittlere Verweildauer von 40—200 und mehr Tage beträgt. Die letzten stellen besonders hohe Forderungen an Bequemlichkeit und Wohnlichkeit, an die technischen Hilfsmittel und an das Personal. Es ist bekannt, daß Patienten bei längerem Krankenhausaufenthalt ungeduldiger, unzufriedener, empfindlicher und dadurch anspruchsvoller werden. Sie sehnen sich nach individueller Behandlung und Versorgung.

Wenn nun noch das Wissen um die eigene schwere Krankheit hinzukommt, dann wird Bequemlichkeit dankbar empfunden und der einzelne individuelle Wunsch bzw. dessen Befriedigung Selbstverständlichkeit. Liegeterrassen, ein schöner Garten, Tagesräume, Unterhaltung und Ablenkung durch schöne und freundliche Ausgestaltung aller Räume sind unentbehrlich.

Das Entwurfskollektiv muß diese Dinge bedenken, wenn es sich nicht eines Tages den Vorwurf machen lassen will, für diese Forderungen kein Verständnis gehabt zu haben. Der Aufwand muß zu vertreten, zu begründen sein. Die Frage, wem gegenüber der Aufwand zu vertreten ist, kann nur so beantwortet werden: dem linderungs- und heilungsuchenden Patienten gegenüber! Er muß für die Planungsmitarbeiter das Maß der Dinge sein.

Ein anderer Faktor, auf den wir schon in anderem Zusammenhang eingingen und der häufig viel zu wenig berücksichtigt wird, ist der Personalmangel der Krankenhäuser. Er muß *mehr als bisher* den Plan der Einrichtung beeinflussen. Wie schon über die Technik im Krankenhaus ausgeführt wurde, müssen alle technischen Möglichkeiten, die irgendwelchen arbeitserleichternden und -verkürzenden Einfluß haben, berücksichtigt werden. Darum muß die einschlägige Industrie mehr als bisher die Entwicklung der Medizintechnik vorantreiben. Es ist dabei nicht an Röntgenanlagen, sondern an *Allgemeineinrichtungen*, wie Transportfahrzeuge aller Art, technisierte Reinigungsgeräte, Rufanlagen und nicht zuletzt an Mobiliar zu denken. Daß Serienanfertigungen billiger und besser sein können, ist bekannt. Bisher wurde es jedoch jedem einzelnen überlassen, soweit dieser daran interessiert war, selbst zu konstruieren und bauen zu lassen. Es ist zu hoffen, daß unsere Industrie nicht nur bald die Notwendigkeit einsieht, sondern auch dementsprechend handelt.

Vor- und Nachteile verschiedener Grundriß-systeme

Außer der Einrichtung selbst und den technischen Hilfsmitteln können *zweckmäßigere Grundrisse* dem überlasteten Personal Hilfe leisten.

Nicht ohne Einfluß auf alle Grundrißsysteme ist die *Zimmertiefe*, d. h. die Frage, ob wir 1, 2 oder 3 Betten nebeneinander aufstellen können. Die Laufwege sind kürzer und die Wirkung der Personaltätigkeit bei der 3-Betten-Tiefe größer als bei der 1- oder 2-Betten-Tiefe. Es muß trotzdem betont werden, daß wir das Zweibettzimmer im Interesse des Patienten anstreben. Die Dreibettentiefe stellt zur Zeit einen Kompromiß mit der Wohnlichkeit zugunsten der Wirtschaftlichkeit dar.

Nach MOLANDER [24], S. 1128, ergibt sich bei einem Vergleich von Pflegeeinheiten mit 4 Krankenzimmern je 6 Betten und 6 Krankenzimmern mit je 4 Betten folgendes Resultat:

Die Vier-Betten-Zimmer fordern einen größeren Unterhaltungsaufwand (Amortisation, Instandhaltung und Heizung), und zwar von etwa 1000 DM pro Jahr. Die Wegestrecke vergrößert sich allein für das Pflegepersonal um 2,3 km (35 Min. zusätzliche Wegeleistung je Tag). Auch diese Kosten betragen ungefähr 1000 DM pro Jahr. Bei 10 Stationseinheiten mit je 6 Vier-Betten-Zimmern entsteht also ein Mehrbedarf von annähernd 20000 DM, was bei einem 50jährigen Betrieb die Summe von 1000000 DM ausmacht. Eine Rechnung, die sich anfangs aus Minuten und Pfennigen zusammensetzte, gewinnt damit eine große Bedeutung für den laufenden Bewirtschaftungsaufwand. Das Streben nach kleineren Krankenzimmern hat danach auch eine finanzielle Seite, die zu denken geben muß. Zuletzt fordert dieses Streben auch mehr Personal, und wo dieses nicht vorhanden ist, eine Mehrbelastung des derzeitigen eingesetzten Personals, wenn nicht Grundriß, Technik und Organisation den Mehrbedarf wettmachen.

Die bisherigen Erfahrungen und das Studium der Organisationstheorien von Krankenhäusern geben den Hinweis, im *Mehrbündersystem* zu bauen. Das Ziel ist, durch kurze Wege und Konzentration der Einrichtung größere Wirkungsweite und Wirkungstiefe zu erreichen. Beim *Einbündersystem* liegt der Flur an einer Außenwand. Diese Bauform bringt weite Laufwege für das Personal, starke Geräuschbelästigung für den Patienten und einen langgestreckten schmalen Baukörper mit sich. Es muß auf das Beispiel Berka verwiesen werden, wo die Flure für die Dreißig-Betten-Stationen 80 m lang sind (s. Abb. 15, 1).

Das *Zweibündersystem* mindert den Mangel des Einbündersystems schon erheblich, da der Flur, an dem beiderseitig Nutzräume anschließen, bedeutend kürzer ist. (Die Funktionsräume sowie auch Nebenräume, Fahrstühle und die Treppenhäuser sollten auf der Schattenseite liegen.) Trotzdem beträgt das Mittel bei 35 bis 40 Patienten 50 m (s. Abb. 15, 2).

Das *Dreibündersystem*, das zwischen zwei Fluren eine dritte Zimmergruppe, die künstlich belichtet und belüftet werden muß, einschließt, verkürzt die Laufwege erheblich. Wie schon erwähnt, beeinflußt auch hier die Bettenzahl pro Krankenzimmer die Länge der Laufwege (s. Abb. 15, 3 u. 3 a).

Alle Räume, die nicht unbedingt Tageslicht haben müssen — dazu gehören das Treppenhaus, der Fahrstuhl, die Toiletten, die Teeküche, Abstellräume und sonstige Nebenräume —, liegen in der Mitte des Gebäudes. Die Stirn- und Längsseiten des Gebäudes sollen die Krankenzimmer, Arzt- und Schwesterndienstzimmer aufnehmen, wodurch ein ringförmiger Flur entsteht. Die Laufwege werden kürzer und die Geräuschbelästigung der Patienten verringert.

Die Auswirkung, die der Stationsgrundriß als Einbündersystem, als Zwei- oder Dreibündersystem ausgebildet, auf den Grundflächenbedarf und auf die Wegestrecke ausübt, wird auf Abbildung 15 dargestellt.

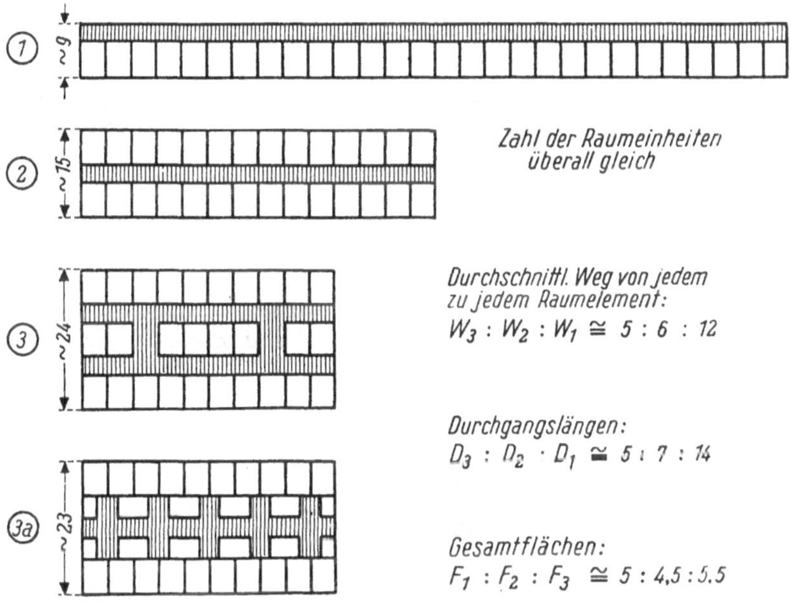

Abb. 15. Einfluß der unterschiedlichen Fluranlagen auf die Länge der Wege in einer Station (nach SCHACHNER)

Wenn auch der Grundflächenbedarf für das Dreibündersystem größer ist, so beträgt der durchschnittliche Laufweg gegenüber dem Zweibündersystem nur 5 zu 6, und die Durchgangslängen betragen nur 5 zu 7. Ein Vergleich mit dem Einbündersystem fällt deshalb eindeutig zugunsten des Mehrbündersystems aus.

Ergänzend dazu soll auf Tabelle 7 hingewiesen werden, die Aufschluß darüber gibt, welchen Einfluß allein der Grundriß auf die Wegelänge und Lärmdichte ausüben kann.

Tab. 7. Auswirkung des Stationsgrundrisses auf Wegelänge und Lärmdichte [35]

Station	Entfernung im Durchschnitt Küche-Krankenzimmer	Entfernung im Durchschnitt Schwestern zum Krankenzimmer	Unruhefaktor durch Verkehrsdichte auf Gängen im Durchschnitt
I Zweibünder			
40 m Stationslänge	10,8 m	ca. 11 m	24,4
60 m Stationslänge	13,0 m	ca. 13 m	
II Station Dreibünder	6,1 m	ca. 10 m	17,8
	Ersparung 50%!	Ersparung 17%!	Verringerung 28%

Die künstliche Belüftung und Beleuchtung der in der Mitte liegenden Räume fordert technisches Können, was aber heute keine unüberwindlichen Schwierigkeiten bieten dürfte.

Auch der *Grundriß der Gesamtanlage* des Krankenhauses hat sich in den letzten Jahrzehnten aus der Erfahrung im Krankenhausbau heraus geändert. Vom *Pavillonsystem* der Jahrhundertwende — damit soll über dieses System nicht der Stab gebrochen werden — über das *Blocksystem* wird dem *Kranken-Hochhaus* in Zukunft mehr Augenmerk geschenkt werden müssen. Diese Entwicklung war nicht nur von der Architektonik abhängig. Wirtschaftliche Erkenntnisse, die technische und auch bautechnische Entwicklung, der Personalmangel und die besseren organisatorischen Möglichkeiten haben diese Entwicklung gefordert.

Das Pavillonsystem in eingeschossiger Form bietet mehr Möglichkeiten zur Isolierung und erfordert keine Fahrstühle, da die Hauptversorgungsachse horizontal liegt. Jedoch wird viel Personal durch lange Verbindungswege benötigt. Die beim Pavillonsystem vorhandenen vielen Gebäude-Außenflächen erfordern mehr Heizung. Das Versorgungsnetz, die Energieversorgung und die sonstige Installation fordert im Verhältnis zum *konzentrierten Blocksystem* einen ungleich höheren Aufwand. Wettergeschützte Verbindungen und Durchgänge zwischen allen Fachabteilungen, Versorgungseinrichtungen und den Stationen binden große Mittel und benötigen einen großen Unterhaltungsaufwand. Der Patient wird durch die weit auseinanderliegenden Fachabteilungen und damit weiten Transportwege unnötig belastet. Der Kontakt zwischen dem Personal bleibt regional begrenzt. — Der Blockbau — ein- oder mehrgeschössige Blöcke werden miteinander verbunden und bilden eine zusammenhängende Funktionseinheit — ist in den verschiedensten Grundrißformen, z. B. T-, H-, +- Grundrissen, angewendet worden. Bei dieser Form ist schon eine größere Wirtschaftlichkeit gegeben.

Das *Hochhaussystem* benötigt durch relativ kurze, hauptsächlich vertikale Verkehrswege weniger Personal. Für den reibungslosen Arbeitsablauf wird die Lösung vieler organisatorischer und verkehrstechnischer Probleme notwendig. Oft werden eigene Verkehrsetagen gefordert. Die Zusammenballung von Versorgungsleitungen und sonstigen technischen Einrichtungen komplizieren die Unterhaltung. Viele zusätzliche Gefahrenquellen, die den Verkehr und die Versorgung erschweren, zumal bei nicht fachgerechter Fertigung, können sich daraus ergeben. Fortsetzungs- und Erweiterungsbauten lassen sich schwierig durchführen, zumal sie kaum von Anfang an geplant und damit nicht berücksichtig sind. Da die Krankenstationen und die konventionellen Untersuchungs- und Behandlungseinrichtungen selbst kaum einer Änderung unterworfen sind, ist ihre Unterbringung im Hochhausbaukörper durchaus zweckmäßig.

An dieser Stelle sei auf die Ausführungen von JAENISCH und VOIGT [19] hingewiesen. Die vorgeschlagene Verlagerung der Horizontale im Stationsbetrieb auf die Vertikale bringt Möglichkeiten mit sich, die auch bei der günstigsten Flächenlösung nicht erreicht werden können. Die straffe Zusammenfassung der Funktionsräume, die günstige Zuordnung der Wirtschafts- und Versorgungsanlagen scheinen die optimale Betriebsorganisation und damit die optimale Wirtschaftlichkeit zu garantieren. — Die *Tiefkörper*, die am Fuße auch bereits bestehender Hoch- und Blockbauten errichtet werden können, nehmen dann die Abteilungen auf, die einerseits von dem stationären Betrieb geschieden werden sollen, z. B. Poliklinik, Infektionsstationen, Wirtschaftsabteilung usw., andererseits die Abteilungen, die durch ständige technische Weiterentwicklung in keinem fest-

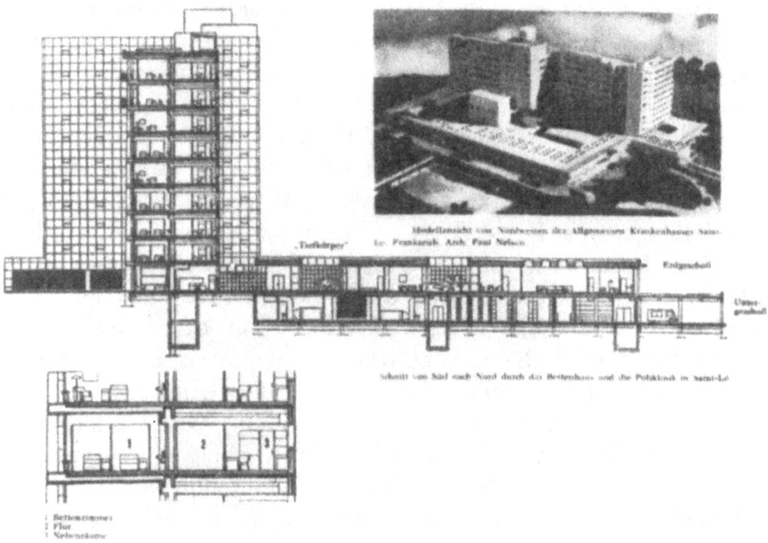

Abb. 16. Bettenhochhaus mit vorgelagerten Tiefkörpern [23]

(Modellansicht des Allgemeinen Krankenhauses Saint-Lo, Frankreich, mit Schnitt durch den zweigeschossigen Tiefkörper).

gefügten Raumprogramm untergebracht werden können, z. B. Röntgenabteilung, Isotopenstation usw. (Abb. 16).

Hier läßt sich das Mehrbündersystem, das in der eingeschossigen Bauweise auch direkte Belüftung und Beleuchtung zuläßt, gut anwenden. Augenfällig wird der Systemvergleich bei Zugrundelegung gleicher Krankenhausgröße durch die Abbildung 17 demonstriert (S. 81).

Die Prägnanz des Vergleichs ist so überzeugend, daß die Entscheidung zugunsten des Hochhauses nicht schwerfallen kann, wenn dem Personalproblem und dem laufenden Bewirtschaftungsauf-

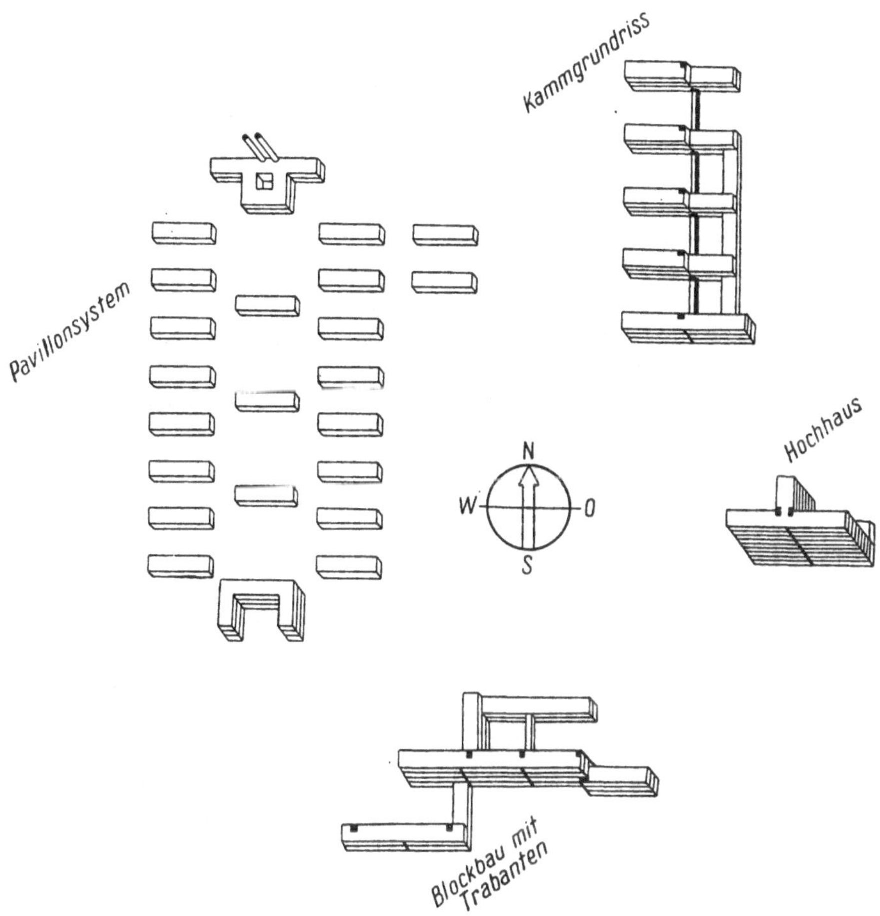

Abb. 17. Gleichgroße Krankenhäuser in verschiedenen Anlageformen (nach SCHACHNER)

wand die Beachtung geschenkt wird, die ihm in der Gegenwart zukommt. Entscheidend bei der Wahl der Bauform sind natürlich die technischen Möglichkeiten, das Baugelände und das Ziel, welches am Ende erreicht werden soll. Die Möglichkeit späterer *Erweiterungsbauten* muß in jedem Falle beim Entwurf eines Krankenhauses berücksichtigt werden.

Alle diese Momente und Möglichkeiten spielen eine große Rolle für die Verantwortlichen, die am Entwurf eines Krankenhauses mitwirken. Das sorgsame Abwägen der Vorteile und Nachteile des einen und des anderen Vorschlages, der Wunsch, größtmögliche individuelle, intensive und kurzfristige Behandlung mit geringstem Aufwand an Personal und materiellen Mitteln zu verbinden, muß das Ziel ihrer Arbeit sein.

Die Forderungen des Patienten, die sich aus der gesellschaftlichen Entwicklung ergeben, und auch die Forderungen der Mitarbeiter hinsichtlich der inneren und äußeren Gestaltung des Krankenhauses müssen bei der Planung und beim Bau neuer Krankenhäuser ihren Widerhall finden. VOGLER [41], S. 41, 42, bringt die Forderung der Patienten und Mitarbeiter an das Krankenhaus folgendermaßen zum Ausdruck: „Die Linie, die der Krankenhausbau seit 100 Jahren gewonnen hat, ist nicht nur die einer fortschreitenden Entwicklung, sondern vor allem die Linie eines veränderten Raumgefühls. Wir bauen nicht mehr jene schweren dunklen Kasematten, in Festungsmauern eingesargte Säle von großer Tiefe, von einer Seite unzulänglich belichtet, mit Fenstern, denen schon durch den nötigen tiefen Mauerdurchbruch die Hälfte des Effektes genommen ist; oder jene Schlauchzimmer, deren Korridorseite sich im Dunkel verliert und deren Zimmerdecke im Unerreichbaren schwebt ... Der Mensch, der heute ein Krankenhaus aufsucht, begibt sich nicht seiner Freiheit und wird nicht zum willenlosen Objekt ... Wir nehmen Raumdimensionen, die sinnvoll sind, sich vom Menschen, der darin wohnt oder arbeitet, ausfüllen lassen ...“

Ergebnisse einer Patientenbefragung

Man muß sich immer wieder vergegenwärtigen, daß der Patient, für den das Krankenhaus ja gebaut wird, sich mit dem, was ihm geboten wird, abfinden muß. Er kann sich nicht selbst seine Umwelt im Krankenhaus gestalten. Der Patient ist darauf angewiesen, inwieweit wir seine Wünsche kennen und die sich daraus ergebenden Forderungen durchsetzen. Forderungen lassen sich aber nur stellen, wenn die Gegebenheiten bekannt sind. Beschreiten wir neue Wege, so fehlt die grundlegende Erfahrung. Es darf deshalb nicht versäumt werden, die Meinung der Patienten zu erfragen, um sie in Zukunft besser berücksichtigen zu können. Allen Patienten muß die Möglichkeit gegeben werden, der Klinikleitung ihre kritische Meinung mitteilen zu können. Ein persönlich gehaltenes Anschreiben, wie es von uns verwendet wurde, soll den Patienten über Sinn und Notwendigkeit des Befragens aufklären (Abb. 18, S. 84).

Methode

Um die Meinung unserer Patienten zu erfahren, ist eine methodische Befragung notwendig. Wir haben deshalb einen *Fragebogen* entwickelt, bei dessen Abfassung wir bemüht waren, dem individuellen Mitteilungsbedürfnis der Patienten den notwendigen Spielraum zu lassen. Um ihn zu ermutigen, seine Meinung offen und frei zu bekunden, wird auf die Namenangabe verzichtet. Zur Organisation ist zu sagen, daß der entlassene Patient vom Aufnahme- und Entlassungsbüro den Fragebogen und einen Freiumschlag mit Adresse des Verfassers ausgehändigt bekommt. Wir geben dem Patienten damit bewußt die Möglichkeit, aus seiner gewohnten Umgebung, die ihm die Unterschiede besonders vergegenwärtigt, den Aufenthalt in der Klinik zu beurteilen. Er soll alle Mängel und Vorzüge aus der Perspektive seiner Lebensgewohnheiten, seiner perönlichen Umgebung, seines Heimes bewerten.

Aus der Aufgabenstellung, dem Patienten die Anpassung an die neue, ungewohnte Umgebung zu erleichtern, seine Wünsche in bezug auf Behandlung und allgemeine Versorgung kennenzulernen, seine Meinung hinsichtlich Anwendung neuer, gestalterischer Wege

DEUTSCHE AKADEMIE
DER WISSENSCHAFTEN
ZU BERLIN
Klinik
Berlin-Buch, Lindenberger Weg 80
Telefon: 56 98 51, App. 352

Berlin-Buch, den

Wir sehen es als unsere erste Pflicht an, Ihnen den Aufenthalt in der Klinik so angenehm wie möglich zu gestalten.

Diese Aufgabe kann uns nur in Kenntnis Ihrer Forderungen, Ihrer Wünsche und Verbesserungsvorschläge und durch Ihre Kritik gelingen. Wenn wir darum die Bitte an Sie richten, die nachstehenden Fragen zu beantworten, so hat dieses lediglich den Zweck, aus Ihrem Urteil die notwendigen Schlüsse für eine im Interesse der Patienten liegenden Entwicklung unserer Klinik zu ziehen.

Unser Dank für Ihre Unterstützung soll in der Verpflichtung bestehen, Ihre Anregungen sorgfältigst zu beachten und baldigst zu berücksichtigen. Der größte Dank wird Ihnen jedoch durch die nachfolgenden Patienten zuteil werden, denen wir dann durch Ihre Mithilfe einen schöneren Aufenthalt bieten können.

Wir wünschen Ihnen für Ihre weitere Genesung alles Gute.

Die Klinikleitung

I. A.

Abb. 18. Anschreiben zum Patientenfragebogen

zu hören, ergab sich der dargestellte Fragenkomplex (Abb. 19, S. 91, Abb. 20, S. 92).

Bisher liegen 950 Antworten vor, von denen 810 ausgewertet wurden (von Okt. 1956 bis Nov. 1958). 300 Patienten haben nicht geantwortet. Bei dieser relativ hoch scheinenden Zahl ist zu berücksichtigen, daß verspätet eingegangene Antworten nicht mit einbezogen wurden und auch die Tatsache, daß Patienten auf Grund schlechter körperlicher und geistiger Verfassung nicht in der Lage waren, zu antworten. Weiterhin ergab eine eingehende Rücksprache mit dem Aufnahmepersonal, daß einige Patienten befürchteten, die vertrauliche Behandlung der Antworten sei nicht gewährleistet und ihnen dadurch Nachteile bei einem eventuell späteren Aufenthalt entstehen könnten. Auch auf Grund dieser Befürchtungen können Antworten ausgeblieben sein.

Nun zu den Ergebnissen:

Eine endgültige Auswertung ist nach Vorliegen von 1000 Antworten gedacht, um das Ergebnis statistisch zu sichern. Eine Zwischenauswertung soll jedoch über den jetzigen Stand Auskunft geben. Von 810 Fragebogen waren 800 auswertbar. Die *Alterszusammensetzung* ist folgende: Auswertung

Bis zu 20 Jahren . . .	ca. 2%	50–59 Jahre	,, 29%
20–29 Jahre	,, 6%	60 Jahre und älter . .	,, 33%
30–39 Jahre	,, 9%	ohne Aussage	,, 4%
40–49 Jahre	,, 17%		

Demnach waren $^2/_3$ der Patienten über 50 Jahre alt.

Der Anteil der männliche Patienten betrug 42%.

Die *Durchschnittsliegedauer* betrug 39 Tage; die *kürzeste* 4, die *längste* 240 Tage.

Aufstellung der Liegedauer in Monaten:

Bis 1 Monat		ca. 58%
1–2 Monate		,, 27%
2–3 Monate		,, 10%
3–8 Monate		5%
Ganztags bettlägerig waren		. . . . 29%
teils	,, ,,	. . . . . 10%
Aufpatienten	,,	. . . . . 59%
ohne Aussage	,,	2%

Der *Gesamteindruck der Klinik* wurde von den Patienten folgendermaßen beurteilt:

Sehr gut	696	Patienten, ca.	87 %
gut	85	,,	10,5%
genügend	2	,,	0,3%
ohne Aussage			2,2%

Zu bemerken ist, daß neben vielen anerkennenden Meinungen zwei besonders prägnant das ausdrücken, was von einem Krankenhaus erwartet wird: „Die Klinik hat nicht die *Eigenart* eines Krankenhauses." — „Es ist wunderbar, wie in einem *Sanatorium.*"

Der Umgangston wurde beurteilt:

Höflich	455	Patienten,	ca.	57 %
unhöflich	3	,,	,,	0,5%
besonders hilfsbereit .	317	,,	,,	40 %
ohne Aussage	25	,,	,,	3 %

Zwei Meinungen warfen ein besonderes Licht auf das, was der Patient von einem Krankenhaus in bezug auf mitmenschlichen Kontakt erwartet: „Ich danke für die *mütterliche Betreuung*, für die *Liebe* und *Güte* . . ."

„Es wird von allen Seiten den Patienten so viel Liebe und Güte entgegengebracht, daß man sein Zuhause gar nicht vermißt und sich demnach wohlfühlt und seine Krankheit vergißt."

Ein Patient, der den Umgangston mit „unhöflich" bezeichnete, bemerkte: „Von Herzlichkeit und Güte ist nichts zu merken." Der gleiche Patient meint: „Die . . . jungen Schwestern haben meiner Meinung ihren Beruf nicht aus Liebe dazu gewählt."

Die Antworten zu der Frage über die *Beköstigung* geben folgendes Bild:

Alle Patienten (97%) bestätigten, daß die Mahlzeiten gut serviert werden (wie schon erläutert, wird in unserer Klinik Hotelporzellan verwendet, das ein individuelles Servieren ermöglicht). Über zu kaltes Essen klagen 52 Patienten (ca. 7%), 2 Patienten bemängeln die geringe Auswahl, dagegen haben 8 Patienten die große Auswahl gelobt.

Zuviel Eintopf	1	mehr Obst, Gemüse, Rohkost	10
mehr Eintopf	7	mehr Fisch	3

Einige Urteile in Stichworten: „Liebevoll; abwechslungsreich; erstklassig; die Meckerer auf die sonst übliche Krankenkost setzen; geradezu mit Liebe; vielseitig und schmackhaft; lobenswert usw."

Ein bemerkenswertes Resultat brachte die Frage nach den *Schaumgummimatratzen*:

Besser (im Vergleich zu den anderen Matratzen)	639	Patienten,	ca. 80%
gleichwertig	106	„	„ 13%
schlechter	9	„	„ 1%
ohne Aussage	46	„	„ 6%
zu weich	10	„	1 %
zu hart	3	„	0,3%
zu warm	11	„	1,5%
zu kalt	7	„	1 %
	(davon 1 etwas kühl)		
zu glatt	1	Patient	
Geruch wahrgenommen	19	„	ca. 2%

Zum Eigengeruch sagten 2 Patienten aus, daß sie ihn nur anfangs wahrgenommen hätten. Wiederum einige Urteile in Stichworten: „Ein Gedicht; gerade richtig; höchst angenehm für länger liegende Patienten; *keine Zwischenrillen*; ich vermisse sie daheim sehr; wunderbares Liegen; sie erfüllen meines Erachtens den Wunsch der Patienten; es hat sich wunderbar darauf geschlafen; sehr zufrieden (5 Monate bettlägerig) usw."

Mit besonderer Freude ist festzustellen, daß die farbige Gestaltung der Räume von den Patienten befürwortet wurde.

Nachstehend das Resultat:

Besser als farbig ungestaltete Räume	653	Patienten,	ca. 82%
ohne Unterschied	62	„	„ 8%
schlechter	1	„	
ohne Aussage	84	„	„ 10%

Bemerkenswert und aufschlußreich ist das Ergebnis zu der Frage, ob die *Bemalung der Zimmerdecke* für besser als eine einfarbige Decke gehalten wird. An dieser Stelle muß eingeflochten werden, daß sämtliche Krankenzimmerdecken des letzten Bauabschnittes (41 Zimmer) bildlich gestaltet waren. Es wurden dazu Motive aus der Natur gewählt, z. B. Blumen, Landschaften, Tiere; lustige Szenen aus Don Quichote; Stadtsilhouetten usw.

Dabei sind wir davon ausgegangen, daß die Wahrnehmungsfläche beim liegenden Patienten in der Hauptsache die Zimmerdecke ist. Wenn wir unsere Wohnungen mit Wandbildern versehen, dann geschieht es aus dem Grunde, daß unsere Hauptwahrnehmungsfläche die Wand ist. Der Patient im Krankenhaus soll damit die Möglichkeit haben, in seinen Gedanken das gegebene Motiv weiter zu gestalten. Er soll nicht „seine Sorgen gewissermaßen täglich neu auf eine solche Decke schreiben" [28] (PASCHKE meint damit weiße Krankenzimmerdecken).

Da wir der Meinung waren, daß eine farbig getönte Decke trotzdem dem Auge keinen Halt gibt, wählten wir die bildliche Darstellung.

Die Patienten beurteilen die bildliche Deckengestaltung wie folgt. Besser als eine bildlich ungestaltete Decke:

Ja	722	Patienten, ca.	90 %
nein	11	„ „	1,5%
ohne Aussage	77	„ „	8,5%

Die Patienten, die zu den bemalten Decken „nein" sagten, standen der übrigen farbigen Gestaltung positiv gegenüber. Ein Patient warnte vor der Gefahr, daß falsche oder ungünstig dargestellte Motive gewählt werden könnten. Ursache war vermutlich ein auf dem Meeresgrund dargestellter Fisch, der das Maul geöffnet hielt und trotz der fröhlichen Gestaltung angriffslustig, also auch auf den Patienten angreifend wirkte. Ein Affe auf einer Palme — ein sonst sehr originell gestaltetes Bild — müßte vermutlich fröhlicher wirken.

Die Beantwortung der Frage, ob die farbige Gestaltung für einen angenehmen Aufenthalt von Bedeutung sei, gab folgendes Bild:

Wichtig	718	Patienten, ca.	90 %
unwichtig	20	„ „	2,5%
falsch	2	„ „	0,3%
ohne Aussage	60	„ „	7 %

Dieses Resultat ist insofern erfreulich, als von den Beurteilenden $^1/_3$ über 60 Jahre alt war und — wie vorhin schon gesagt — insgesamt $^2/_3$ der Patienten über 50 Jahre. Es ist damit erwiesen, daß die farbige Gestaltung keineswegs ein Zugeständnis an die derzeitige Mode ist. Das innere Bedürfnis nach Farbe ist also nicht an das Lebensalter gebunden.

Einige Urteile in Stichworten: „Sehr geschmackvoll, hervorragend; sehr anheimelnd; sehr freundlich; man wird *irgendwie* frohgemuter; es wird einem wohl ums Herz; bringt ein freieres Gefühl im Gegensatz zu kalten weißen Wänden" usw. 32 Patienten unterstrichen in besonderen Stellungnahmen mit obigen Worten die Notwendigkeit und die Zweckmäßigkeit der farbigen Gestaltung.

Zur Frage der *Lärmbelästigung* nahmen die Patienten folgendermaßen Stellung:

Durch Lärm belästigt	255	Patienten,	ca. 32%
davon am Tage	68	,,	
davon nachts	91	,,	,, 11%
durch Rufen	4	,,	
durch Geschirrklappern . . .	17	,,	
durch Toilettenspülgeräusche .	126	,,	,, 16%
durch Türenschlagen	75	,,	
durch Außengeräusche . . .	22	,,	
durch verschiedene Geräuscharten	90	,,	,, 11%

Von Betriebsgeräuschen wurde das der elektrischen Bohnerbesen und der Aufzüge besonders erwähnt.

Es muß an dieser Stelle nochmals auf die Aufgabe der Bauspezialisten verwiesen werden, denen es durch gute Isolierung in die Hand gegeben ist, diese Mängel durch entsprechende Vorkehrungen einzuschränken.

Zu früh geweckt fühlen sich 143 Patienten, ca. 18% der Befragten,

davon durch Betriebsgeräusche	3	Patienten	
durch pflegerische Maßnahmen	82	,,	ca. 10%
um 6 Uhr möchten geweckt werden	75	,,	
um 7 Uhr möchten geweckt werden	50	,,	
bis 8 Uhr möchten geweckt werden	15	,,	

Die pflegerischen Maßnahmen zeigen sich — wie bekannt — als entscheidende Störquellen. Interessante und nachahmenswerte

Anregungen wurden zum Problem „frühes Wecken" in den Leipziger Universitätskliniken gesammelt [27], S. 1333ff.

Durch die vorläufige Auswertung der Fragebogenaktion wurde also festgestellt, daß die Patienten die Bemühungen der Mitarbeiter, einen guten menschlichen Kontakt herzustellen, bestätigen und anerkennen.

Die Beköstigung wird für ausreichend und gut befunden. Der Wunsch nach Rohkost, mehr Obst, Gemüse und Fisch stellt der Verwaltung eine nicht leicht zu lösende Aufgabe.

Das gewünschte wärmere Essen wird durch Verwendung von beheizten Speisetransportwagen gereicht werden können.

Die Beurteilung der Schaumgummimatratzen ist positiv. Sie werden nachweislich von der Mehrzahl bejaht. Die oft gefühlsmäßig geäußerte Meinung in bezug auf Wärme und Kälte, auf verstärkte Schweißabsonderung und auch auf Eigengeruch hat sich nicht bestätigt.

Die farbige Gestaltung wurde von der Mehrzahl befürwortet. Auch die Bemalung der Zimmerdecke fand die Zustimmung der Patienten. Auf Grund dieses Urteils kann nur empfohlen werden, sich diesen Faktor, der oft nur Überlegung und kaum mehr Finanzmittel erfordert, zunutze zu machen. Bei Renovierung von einzelnen Räumen sollte in jedem Krankenhaus damit begonnen werden.

Die Ergebnisse zur Frage „Lärmbelästigung" und zur Frage „zu frühes Wecken" bestätigten die Erfahrungen, die bisher gesammelt wurden. Es ist festzustellen, daß die Lärmbelästigung in überwiegenden Fällen auf bautechnische Mängel zurückzuführen ist.

Das zu frühe Wecken ist wohl unbestritten vom Personalbestand, aber nicht zuletzt von der Organisation abhängig. Die Personalfrage wird für die nächste Zeit nicht völlig zu klären sein, um so mehr muß die verbesserte Organisation hier auszugleichen versuchen.

DEUTSCHE AKADEMIE
DER WISSENSCHAFTEN
ZU BERLIN
Klinik
Berlin-Buch, Lindenberger Weg 80
Telefon: 55 98 51, App. 352

Fragebogen

(Nur für den internen Gebrauch der Klinik)

Bitte Zutreffendes unterstreichen und ohne Namensangabe im beigefügten Umschlag übersenden. Um Rücksendung wird auch bei Enthaltung einer Stellungnahme gebeten.

a) Alter: bis 20 Jahre, 20—30, 30—40, 40—50, 50—60, 60 und älter.
b) Geschlecht: männlich / weiblich.
c) Station: I, II, III, IV, V.
d) Zimmer-Nr.:
e) Aufenthaltsdauer:
f) ganztägig bettlägerig: ja! nein!

Wie beurteilen Sie:

1. den Gesamteindruck der Klinik? (Allgemeine Versorgung, das Krankenzimmer usw.) — sehr gut / gut / genügend / schlecht

2. den Umgangston der Mitarbeiter? — höflich / unhöflich / besonders hilfsbereit

3. die Beköstigung? — a) werden die Mahlzeiten gut oder schlecht serviert?
b) sind die Speisen genügend warm / zu kalt?
c) sind die Mahlzeiten ausreichend / nicht ausreichend / reicht die Auswahl?

Haben Sie Vorschläge?

4. die Schaumstoffmatratzen?
Wenn Sie Vergleiche zu anderen Matratzen ziehen, sind die Schaumstoffmatratzen — besser / gleichwertig / schlechter?
zu weich / zu hart / zu warm / zu kalt?

Nehmen Sie einen Eigengeruch der Matratzen wahr? — ja? nein?

Bitte wenden!

Abb. 19. Fragebogen (Vorderseite)

5. die farbige Gestaltung

a) des Krankenzimmers zu den sonst allgemein gestalteten Zimmern
besser / ohne Unterschied / schlechter?

b) der sonstigen Räume (Flur, Terrassen, Tagesräume usw.)

Halten Sie die Bemalung der Zimmerdecke für besser als eine einfarbige Decke? ja / nein

Halten Sie den Weg der farbigen Gestaltung im Interesse eines angenehmen Aufenthaltes für wichtig / unwichtig / falsch?

6. die Lärmbelästigung

Belästigt Sie der Lärm? ja / nein

am Tage / nachts?

Welche Geräusche belästigen Sie am meisten?
(Rufen, Laufen, Geschirrklappern, Wasserrauschen der Toilettenspüler, Türenschlagen, Abwaschen in der Küche, Geräusche von außen)

Haben Sie Vorschläge zur Änderung?

Werden Sie zu früh geweckt? ja / nein
durch Betriebsgeräusche / pflegerische Maßnahmen

wenn ja, um welche Zeit würden Sie ein Wecken für angemessen halten?

7. Wenn Sie weitere Vorschläge zur Organisation und Einrichtung der Klinik haben, bitte teilen Sie es uns nachstehend in Stichworten mit:

131 Ag 303 56 DDR 4967

Abb. 20. Fragebogen (Rückseite)

Schlußbetrachtungen

Die behandelten Probleme erheben nicht den Anspruch auf Vollständigkeit. Dazu sind sie zu komplex. Der dargestellte Ausschnitt soll zeigen, welche Fragen unbedingt beantwortet werden müssen.

Die hier angestellten Betrachtungen geben den Hinweis, daß die Verwirklichung der Mehrzahl unserer Vorschläge kaum finanzielle Forderungen nach sich ziehen wird. Die Lösung ist darum nur abhängig vom Erkennen, daß alte Überlieferungen und Gewohnheiten sich überlebt und heute ihre Daseinsberechtigung verloren haben. Die finanziellen Forderungen, die die Erhöhung der Betriebswirtschaftlichkeit bedingen, bedürfen einer eingehenden Betrachtung. Die geschilderten Beispiele sollen helfen, die Technik als ein notwendiges Hilfsmittel im Krankenhaus anzusehen und durch Anregungen aus der Praxis die einschlägige volkseigene Industrie zur Unterstützung aufzurufen.

Bei allen neuen Schritten können positive und negative Erfahrungen helfen, den richtigen Weg zu finden. Allein das liegt in der Absicht des Verfassers.

Viele ähnliche Erfahrungen werden auch in anderen Krankenhäusern gesammelt und blieben bisher leider regional begrenzt. Deshalb ist die Schaffung eines Fachorgans für die demokratischen und sozialistischen Krankenhäuser dringend notwendig. Was heute noch dem einzelnen überlassen ist, kann dann morgen schon die Pflicht aller sein.

Die Gesundheitsfürsorge unseres Staates findet Anerkennung in den sozialistischen Ländern und darüber hinaus in der ganzen Welt. Die Sorge um den Menschen ist das oberste Gebot in der DDR. Die Mitarbeiter im Gesundheitswesen sind an erster Stelle diesem Gebot verpflichtet. — Der Dienst am Kranken ist nicht nur eine individuelle humanitäre Aufgabe, sondern beinhaltet auch allgemeine ökonomische Verpflichtungen. Beides auf einen Nenner zu bringen, muß unser Ziel sein. Unsere Krankenhäuser auf den höchsten baulichen und technischen Stand zu bringen, unser Bewußtsein für unsere gesellschaftlichen und sich daraus ergebenden beruflichen Aufgaben ständig weiter zu entwickeln, ist darum unsere Pflicht.

Literatur- und Bildverzeichnis

1. ABDELLAH, F. G., und LEVINE, E., Warum Schwestern das Krankenhaus verlassen. Referat (gekürzt), „Das Krankenhaus", H. 11/1954, S. 438.
2. BRADTKE, F., Strahlungsheizung, Lüftung und Klimatisierung von Krankenhausräumen. In: Handbuch für den neuen Krankenhausbau. Herausgegeben von P. VOGLER und G. HASSENPFLUG. Verlag Urban und Schwarzenberg, München 1951.
3. BROWN, J. A. C., Psychologie der industriellen Leistung. Rowohlt-Verlag, Hamburg 1956.
4. DÄUMLING, A., Zur Psychologie der mitmenschlichen Spannungen in der Krankenpflege. „Anstaltsumschau", H. 4/1952.
5. „Das Krankenhaus", Statistische Beiträge, H. 1 und 3/1958.
6. „Das Krankenhaus", Ein Arzt über das Wohlbefinden im Krankenhaus. H. 5/1955.
7. Deutsche Akademie der Wissenschaften zu Berlin, Gutachten vom 15. 2. 1956 des Heinrich-Hertz-Institutes zu Berlin, Berlin-Adlershof.
8. RUPPEL, F., Der allgemeine Krankenhausbau der Neuzeit. WEYL's Handbuch der Hygiene, herausgegeben von K. GÄRTNER, zweite Auflage, 5. Band, zweite Abteilung. Verlag von Johann Ambrosius Barth, Leipzig 1918.
9. FEIK, K., Die Lärmbekämpfung im Krankenhausbereich. „Wissenschaftl. Annalen", H. 4/1954.
10. FISCHER, H., Die Verwendung von Dunlopillo-Latex-Schaum-Matratzen in deutschen und englischen Anstalten. „Wibu-Blätter, Hamburg" vom 1. 5. 1953.
11. FRIELING, H., und AUER, X., Mensch, Farbe, Raum. Verlag Georg G. W. Callwey, München 1954.
12. FRUCHT, A.-H., und K. OTTO, Kleinstsender zur drahtlosen Übertragung biologischer Meßgrößen vom freibeweglichen Menschen oder Tier. „Das Deutsche Gesundheitswesen", H. 43/44, 1958.
13. GEHRING, M., Einführung in das Studium der Lehre I. P. PAWLOWS. VEB Verlag Volk und Gesundheit, Berlin 1952.
14. GOETHE, J. W. v., Goethes Naturwissenschaftliche Schriften. Band 2. Herausgeber Julius SCHUSTER. Gutenberg-Verlag, Hamburg.

15. GOLDRING, C., Das Warmhalten des Krankenessens. „Das Krankenhaus", H. 3/1955.
16. GROBER, J., Handbuch „Das deutsche Krankenhaus", 3. Aufl., Verlag Gustav Fischer, Jena 1932. Abschn. Bauplanung.
17. GROBER, J., Automatisation im Krankenhaus. „Krankenhausumschau", H. 10/1958.
18. HOFFMANN, R., Die Farbe im Krankenhaus. „Das Krankenhaus", H. 5/1953.
19. JAENISCH, R. und VOIGT, H. (In Vorbereitung)
20. Jahrbuch für Statistik der DDR, VEB Deutscher Zentral-Verlag, Berlin 1957.
21. GAISSINSKI, GORJUSCHIN, POLTAWZEW und SILLWANNIK, Krankenhäuser. Handbuch für Projektierung und Ausstattung. Verlag für Literatur des Bauwesens und der Architektur, Moskau 1953.
22. LEWICKI, H. B., Rationelle Krankenhausheizung. Vortrag im Rahmen der Jahrestagung der Fachvereinigung der Verwaltungsleiter deutscher Krankenanstalten 1955 in Kiel. Verlag E. C. Baumann KG, Kulmbach.
23. LEWICKI, H. B., Architektur und Krankenhaus. „Krankenhausumschau", H. 6/1957.
24. MOLANDER, M. E., Die allgemeinen Entwurfsprobleme des Krankenhauses. „Deutsche Bauzeitschrift", H. 10/1956.
25. MOSER, L. G., Die Verwaltung der schweizerischen Krankenhäuser. Vortrag zur 40. Jahrestagung der Fachvereinigung der Verwaltungsleiter deutscher Krankenanstalten 1957 in Berlin.
26. MUCKE, H., Über den Krankenhausbau in der Sowjetunion. „Deutsche Architektur", H. 6/1953, S. 285–291.
27. MÜLLER-HEGEMANN, D., Beitrag zur Verbesserung der Arbeitsorganisation an unseren stationären Einrichtungen. „Das deutsche Gesundheitswesen", H. 44/1954.
28. PASCHKE, H., Zur Farbwahl in Krankenhäusern. „Berliner Ärztliche Rundschau", H. 10/1956.
29. Aufgaben und Organisation des staatlichen Gesundheitswesens vom 5. 11. 1954. Rahmenkrankenhausordnung. VEB Deutscher Zentralverlag, Berlin.
30. RITTER, H., Der Krankenhausbau der Gegenwart. Julius-Hoffmann-Verlag, Stuttgart 1954.
31. ROSTOTZKI, J. B., und RODIONOW, J. A., Literaturbesprechung des Handbuchs für Projektierung und Ausstattung „Krankenhäuser" von GAISSINSKI, GORJUSCHIN, POLTAWZEW und SILIWANNIK. „Sowjetische Medizin", H. 6/1955, S. 92ff.
32. SCH., W., Farben im Sprechzimmer des Arztes, Wandbemalung in Krankenhäusern und Krankenzimmern. „Allgemeine Malerzeitung", H. 5/1952.

33. SCHMIDT-LAMBERG, H., Neue Faktoren zum Kapitel „Heilwirkung von Farbe und Anstrich". „Allgemeine Malerzeitung", H. 24/1951.
34. SCHMIDT, H.-W., Farben im Krankenhaus. „Anstaltsumschau", H. 12/1951.
35. SCHMITH, O., Einige pflegehygienische und arbeitshygienische Fragen als Grundlage der Krankenhausbauplanung. „Zeitschrift für Hygiene", Bd. 137/1953, S. 152ff. Tab. 1.
36. Schwesternarbeit auf der Station. Bericht über eine englische Arbeitsstudie. Schriften des deutschen Krankenhausinstituts i. V., Düsseldorf, Verlag G. Brauer, Karlsruhe/Baden, Bd. 1/1954.
37. Tagungsberichte. „Medizinische Klinik", Jahrg. 48, 1953.
38. TENGRUD, H., Die Verwaltung in schwedischen Krankenhäusern. Vortrag im Rahmen der Jahrestagung der Fachvereinigung der Verwaltungsleiter deutscher Krankenanstalten 1957 in Berlin.
39. UHLEMANN, H.-J., Über Aufgaben und Ziele der psychischen Hygiene im Betrieb. „Zentralblatt für Arbeitsmedizin und Arbeitsschutz", H. 6/1953.
40. VIRCHOW, R., Gesammelte Abhandlungen aus dem Gebiete der öffentlichen Medizin und Seuchenlehre, 2. Band, IV. Krankenhäuser und Hospitalwesen, Verlag von August Hirschwald, Berlin 1879.
41. VOGLER, P., Neue Architektur im Krankenhausbau. Handbuch für den neuen Krankenhausbau. Herausgeg. von P. VOGLER und G. HASSENPFLUG, Verlag Urban und Schwarzenberg, München-Berlin 1951.
42. WEGEL, P., Diskussionsbeitrag zum Vortrag „Rationelle Krankenhausheizung" von LEWICKI. Vortrag im Rahmen der Jahrestagung der Fachvereinigung der Verwaltungsleiter deutscher Krankenanstalten 1955 in Kiel. Verlag E. G. Baumann KG, Kulmbach 1955.
43. WEGEL, J. G., Das Krankenhaus in personeller Sicht. „Anstaltsumschau", H. 3/1956.
44. WILMSEN, Paul, Die Krankenhausverwaltung. Verlag Hermann Tuschen, Dortmund-Hörde 1953.

FSC
www.fsc.org
MIX
Papier | Fördert gute Waldnutzung
FSC® C083411

Zeitfracht Medien GmbH
Ferdinand-Jühlke-Straße 7
99095 Erfurt, Deutschland
produktsicherheit@kolibri360.de